哮喘防治百问

主 编

陈长青 李 猛

副主编

李寿辰 高 蕾

编著者

刘 勇 刘成刚 张新如 胥金华

赵晓宁 杨海鹏 高 媛 杜俊凤

金盾出版社

内容提要

支气管哮喘是呼吸系统常见病、多发病，严重影响着人们的身体健康和生活质量。本书以问答的形式介绍了支气管哮喘的病理生理知识，诱发因素，临床表现，诊断治疗和保健知识。其简明实用，通俗易懂，适合广大群众及哮喘病人阅读，供基层医师参考。

图书在版编目(CIP)数据

哮喘防治百问/陈长青,李猛主编. — 北京 ：金盾出版社,
2016.2
 ISBN 978-7-5186-0484-5

Ⅰ.①哮… Ⅱ.①陈…②李… Ⅲ.①哮喘—防治—问题解答 Ⅳ.①R562.2-44

中国版本图书馆 CIP 数据核字(2015)第 194255 号

金盾出版社出版、总发行
北京太平路 5 号(地铁万寿路站往南)
邮政编码:100036 电话:68214039 83219215
传真:68276683 网址:www.jdcbs.cn
北京四环科技印刷厂印刷、装订
各地新华书店经销
开本:850×1168 1/32 印张:8.75 字数:175 千字
2016 年 2 月第 1 版第 1 次印刷
印数:1~4 000 册 定价:26.00 元

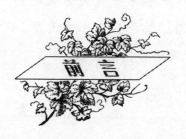

前言

　　呼吸系统疾病是内科最常见的疾病之一,而哮喘又是呼吸系统疾病中比较严重的病种,它直接危害着病人的健康,特别是进入新世纪以来,环境污染致空气质量下降,导致了哮喘病人的增加。为此,我们组织专家编写了《哮喘防治百问》这本册子,旨在帮助广大读者了解哮喘的危害,提高自我保健水平和防治能力,以达到增进健康,提高生命质量之目的。

　　本书以简明实用为主,用问答的形式列题,尽量做到通俗易懂。首先介绍了有关呼吸系统的生理、解剖等基础知识,又分析了常见的病因,诊断标准及分期,说明了哮喘应与哪些疾病相鉴别;第二部分重点说明哮喘的症状和表现,并且介绍了目前常用的医疗检查技术及临床意义;第三部分主要讲哮喘的各种治疗方法,特别突出中医中药治疗;第四部分讲解哮喘的预防和护理,从衣食住行等方面介绍了分级预防和具体措施,并对儿童哮喘的防治进行了重点论述。

本书在写作中参考了有关哮喘的部分医学书籍，对其作者深表感谢。鉴于作者水平有限，书中错误在所难免，望广大读者及医学同道指教。

陈长青　李　猛

一、有关哮喘的基础知识

1.呼吸系统的组成和功能有哪些 ……………………（1）

2.气道的组成和作用是什么 …………………………（3）

3.小气道有何特点和生理功能 ………………………（5）

4.人的呼吸过程是怎样的 ……………………………（6）

5.影响肺通气和肺换气的主要因素有哪些 …………（9）

6.呼吸道黏膜具有哪些免疫功能 ……………………（13）

7.呼吸运动有哪些特点 ………………………………（15）

8.什么是呼吸道防御反射 ……………………………（18）

9.中医对呼吸系统是怎样认识的 ……………………（19）

10.哮喘的发病率有多高 ………………………………（22）

11.哮喘病人的气道会发生哪些变化 …………………（23）

12.哮喘的病因有哪些 …………………………………（25）

13.支气管哮喘有哪些病理改变 ………………………（28）

14.如何确定哮喘的诊断标准及分级分期 ……………（30）

15.儿童哮喘如何诊断 …………………………………（31）

16.气道高反应性与哮喘有何关系 …………… (32)

17.哮喘的气道炎症与呼吸道感染一样吗 …………… (34)

18.哮喘是怎样分类的 …………… (35)

19.可引起哮喘的药物有哪些 …………… (37)

20.咳嗽是哮喘引起的吗 …………… (40)

21.哮喘发作的先兆及预防措施有哪些 …………… (41)

22.哪些情况可能是哮喘 …………… (43)

23.支气管哮喘与慢性支气管炎有哪些不同 …………… (44)

24.哮喘急性发作需要紧急就医和住院治疗吗 ……… (45)

25.如何识别过敏原 …………… (46)

26.查找过敏原有哪些方法 …………… (49)

27.哮喘能根治吗 …………… (51)

28.哮喘的预后与哪些因素相关 …………… (52)

29.哮喘为什么多在春秋季和气候骤变时发作 ……… (55)

30.中医学是怎么认识哮喘的 …………… (56)

31.哮喘猝死的常见原因有哪些 …………… (58)

32.哮喘病人影响怀孕吗 …………… (59)

33.哮喘对胎儿有哪些影响 …………… (60)

34.哮喘病人应当怎样进行妊娠期管理 …………… (60)

35.哪些吸入物可诱发哮喘 …………… (62)

36.哮喘病人病史的重要性何在 …………… (63)

37.哮喘与气温和湿度变化有关吗 …………… (65)

38.哮喘对心理情绪的影响有多大 …………… (66)

39.为什么支气管哮喘容易在夜间发作 ·············· （67）

40.过敏性鼻炎与哮喘有关系吗 ·············· （69）

41.食物过敏性哮喘中影响食物变应原的因素有

哪些 ·············· （70）

二、哮喘的症状与表现

1.哮喘有哪些共同症状 ·············· （72）

2.什么叫喘息 ·············· （73）

3.哮喘是怎么引起发绀的 ·············· （74）

4.哮喘为什么会咳嗽 ·············· （74）

5.什么是桶状胸 ·············· （76）

6.什么是哮鸣音 ·············· （77）

7.什么是呼吸困难 ·············· （78）

8.肺不张可以由哮喘急性发作引起吗 ·············· （80）

9.呼吸衰竭对人体有何影响 ·············· （81）

10.什么是速发哮喘反应和迟发哮喘反应 ·············· （84）

11.哮喘可以引起心脏病吗 ·············· （85）

12.哮喘为什么会心悸 ·············· （87）

13.什么是肺功能检查 ·············· （87）

14.哮喘患者肺功能测定会有哪些变化 ·············· （88）

15.支气管舒张试验对哮喘的诊断有何价值 （92）

16.支气管激发试验对哮喘的诊断有何价值 ·········· （94）

17.为什么哮喘病人要测定血气分析 …………… (95)

18.哮喘病人的血液检查有何变化 ………………（96）

19.哮喘病人的痰液检查会有何发现 ……………（97）

20.哮喘病人的胸部 X 线和 CT 检查有何临床意义 …（98）

21.支气管哮喘所致的通气障碍在肺部 X 线检查

　　有何改变 ……………………………………（99）

22.严重哮喘对全身器官有哪些影响 …………（100）

23.如何对哮喘的病情做出判定 ………………（102）

24.哮喘急性发作如何分度 ……………………（104）

25.婴幼儿哮喘有何特点 ………………………（105）

26.扁桃体的免疫功能与哮喘有关吗 …………（106）

27.为什么精神因素可诱发哮喘 ………………（107）

28.儿童哮喘临床表现有哪些 …………………（108）

29.老年性哮喘临床表现有哪些 ………………（109）

30.月经性哮喘临床表现有哪些 ………………（110）

31.人们是怎样认识运动性哮喘的 ……………（111）

32.职业性哮喘有什么临床表现 ………………（114）

33.胃-食管反流与哮喘有何联系 ……………（115）

34.阿司匹林性哮喘的症状和体征有哪些 ……（116）

35.肺源性哮喘与心源性哮喘有什么不同 ……（118）

36.胆石症与哮喘有什么关系 …………………（119）

37.哮喘常引起哪些并发症 ……………………（120）

38.中医对哮喘是如何分级和分期的 …………（122）

39.哮喘病人如何为医生提供有价值的诊断线索······（128）

三、哮喘的治疗

1.治疗哮喘的药物有哪几类 ·············（130）

2.治疗哮喘的给药途径有哪些 ·············（131）

3.什么是哮喘控制药和哮喘缓解药 ········（132）

4.激素类药物有何不良反应 ·············（133）

5.激素的给药方式有哪些 ·············（134）

6.糖皮质激素的分类和用量是怎样的 ······（135）

7.哮喘者何时全身用糖皮质激素 ·········（136）

8.吸入疗法的优点和吸入装置有哪些 ······（138）

9.吸入药物治疗哮喘有哪些不合理之处 ·····（139）

10.什么情况下需要吸入糖皮质激素 ······（141）

11.为什么有的病人激素吸入治疗效果不好 ···（143）

12.吸入糖皮质激素的不良反应及预防措施有

哪些 ·············（144）

13.怎样掌握糖皮质激素的减量与停药 ·······（145）

14.怎样正确全身应用糖皮质激素治疗哮喘 ···（146）

15.儿童应用糖皮质激素应注意哪些问题 ····（146）

16.什么是茶碱类平喘药物 ·············（147）

17.支气管哮喘应用茶碱类药物的适应证和禁

忌证是什么 ·············（149）

18.什么是茶碱类缓释片 …………………………（151）

19.儿童哮喘何时应用茶碱类药物 …………………（151）

20.什么是抗胆碱药物 ………………………………（152）

21.常用的抗过敏药物有哪些 ………………………（153）

22.家庭治疗哮喘的常备药物有哪些 ………………（153）

23.治疗哮喘必须用"消炎药"吗 …………………（154）

24.在家中哮喘发作如何应对 ………………………（155）

25.如何正确使用雾化罐吸入气雾剂 ………………（156）

26.如何防治夜间哮喘发作 …………………………（157）

27.如何使用峰流速仪监测哮喘病情 ………………（159）

28.哮喘缓解期可以应用哪些药物 …………………（160）

29.哮喘发作时应用哪些化痰药物 …………………（160）

30.哮喘急性发作如何处理 …………………………（161）

31.儿童哮喘如何治疗 ………………………………（162）

32.女性妊娠期哮喘如何治疗 ………………………（165）

33.哮喘病人孕期选择药物要注意哪些方面 ………（167）

34.治疗哮喘药物对妊娠期病人可能有哪些影响 ……（169）

35.老年哮喘病人如何正确排痰 ……………………（170）

36.哪些食物有祛痰的作用 …………………………（170）

37.吸烟对药物治疗哮喘有影响吗 …………………（172）

38.运动性哮喘如何治疗 ……………………………（173）

39.月经性哮喘如何治疗 ……………………………（177）

40.咳嗽变异性哮喘如何治疗 ………………………（177）

41.哮喘病人机械通气的目的和应用指征有哪些 …… （182）

42.我国中医治疗哮喘的基本思路是什么 ……… （184）

43.哮喘中医外治的方法有哪些 ……… （186）

44.什么是脱敏疗法 ……… （187）

45.什么是家庭氧疗 ……… （188）

46.老年哮喘治疗的常见误区有哪些 ……… （191）

47.哮喘病人需要做手术在麻醉和术前应注意哪

些治疗问题 ……… （192）

48.医学养生功疗法可以治疗哮喘吗 ……… （194）

49.具有止咳作用的中草药有哪些 ……… （196）

50.具有化痰作用的中草药有哪些 ……… （199）

51.具有平喘作用的中草药有哪些 ……… （204）

四、哮喘的预防和护理

1.什么是哮喘的三级预防 ……… （212）

2.预防哮喘比较理想的方法有哪些 ……… （213）

3.有哮喘的孕妇需注意哪些问题 ……… （215）

4.临近哮喘发作要注意哪些问题 ……… （216）

5.生活中需注意哪些常见的过敏因素 ……… （217）

6.怎样做好居室防尘 ……… （218）

7.什么样的环境才适合哮喘病人居住 ……… （219）

8.哮喘病人穿衣要注意什么 ……… （221）

9.为什么哮喘的病情与情绪密切相关 ………… （222）

10.哮喘病人饮食应注意哪些事项 ………… （222）

11.怎样预防哮喘猝死 ………… （224）

12.怎样护理哮喘患儿 ………… （225）

13.哮喘病人怎样调整自己的生活习惯 ………… （227）

14.吸烟和饮酒对哮喘病人有什么危害 ………… （228）

15.哮喘发作期饮食的注意事项有哪些 ………… （229）

16.哮喘缓解期饮食的注意事项有哪些 ………… （230）

17.哮喘病人应慎重选择的食物有哪些 ………… （231）

18.哮喘病人应怎样进行体育锻炼 ………… （232）

19.适宜哮喘病人的锻炼项目有哪些 ………… （233）

20.耐寒锻炼适合哮喘病人吗 ………… （234）

21.哮喘病人为什么要做呼吸训练 ………… （236）

22.呼吸训练的内容都有哪些 ………… （237）

23.哮喘发作时哪些情况下必须去医院就诊 ………… （238）

24.防治哮喘的过程中易出现哪些误区 ………… （239）

25.家长怎样面对哮喘发作的患儿 ………… （240）

26.心理因素在哮喘发作中起什么作用 ………… （241）

27.对哮喘病人进行防病知识教育重要吗 ………… （242）

28.预防支气管哮喘复发的有效措施有哪些 ………… （243）

29.哮喘儿童可以加强体育锻炼吗 ………… （244）

30.哮喘儿童适合做哪些运动 ………… （246）

31.哮喘急性发作时家庭治疗的注意事项有哪些…… （248）

32.母乳喂养有预防哮喘的效果吗 ·············· (249)

33.哮喘病人在生活中应注意什么 ·············· (249)

34.哮喘病人冬季锻炼注意事项有哪些 ········· (250)

35.哮喘病人的生活护理有哪些 ··············· (251)

36.哮喘防治知识的教育有何意义 ·············· (253)

37.哮喘病人教育的目标和内容是什么 ········· (255)

38.哮喘病人为什么要记哮喘日记 ·············· (256)

39.尘螨过敏性哮喘的防治措施有哪些 ········· (258)

40.什么是尘螨过敏性哮喘的三级预防 ········· (258)

41.儿童哮喘的管理目标和教育方式是什么 ····· (259)

42.家庭中怎样运用推拿手法进行哮喘的"冬病
夏治" ································· (261)

43.如何解除病人对哮喘发作的恐惧和忧郁
心理 ·································· (262)

44.支气管哮喘患儿能进行预防接种吗 ········· (263)

45.哮喘病人需要掌握哪些自我评估病情的
方法 ································· (264)

一、有关哮喘的基础知识

1.呼吸系统的组成和功能有哪些

呼吸系统可根据结构和功能划分为呼吸道和肺两部分（图1）。呼吸道是传送气体、排出分泌物和异物的通道，包括鼻、咽、喉、气管和支气管。鼻是呼吸系统的起始部分，同时又是嗅觉器官，它由外鼻、鼻腔和鼻窦3部分组成；咽是一个上宽下窄、前后略扁的漏斗状肌性管道，全长约12厘米，由上而下分别与鼻腔、口腔和喉腔相通，因此将咽腔分为鼻咽部、口咽部和喉咽部3部分。口咽和喉咽是呼吸和消化道的共同通路；喉为上呼吸道最狭窄的部分，上端经喉口与咽腔相通，下端与气管相连，不仅是呼吸通道，还是发音器官。气管和主支气管是连接喉与肺之间的管道部分，由软骨作支架，内覆黏膜，外盖结缔组织及平滑肌纤维。它们不仅是空气通过的管道，而且具有清除异物，调节空气温度、湿度和防御功能。肺是容纳气体和进行气体交换的主要场所，由肺泡及肺内各级支气管组成，位于胸腔内，纵隔两侧，左右各一，在膈的上方。右肺因受肝位置的影响，较宽短。左肺因受心偏向左侧的影响，较狭长。左、右主支气管入肺门后分出肺叶支气管，进入肺叶。肺叶支气管在各肺叶内再分为肺段支气管,并在肺内反复分支,呈树枝状,称为支气管树。每一肺段支气管及其分支和它所属的肺组织共同构成一个支气管肺段。

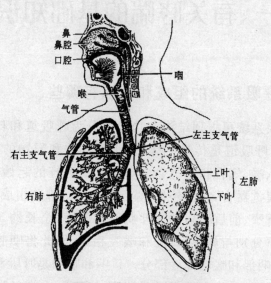

图1　呼吸系统模式图

机体正常生命的维持要靠各器官组织不断地进行新陈代谢,而氧气是人体代谢所必需的物质。机体内绝大多数细胞不能直接与外界进行气体交换,必须通过呼吸器官和循环系统来完成。顾名思义,呼吸系统就是不停地从外界吸进氧气,呼出体内产生的二氧化碳。机体在进行新陈代谢过程中,不断从外界吸入氧气,透过肺泡进入毛细血管,使肺静脉血变成动脉血,即由含氧量低变成含氧量高的血液,再通过血液循环系统输送到全身各个器官组织,以供给组织细胞代谢所需的氧气。如果把人类的呼吸系统比作一个工厂的话,那么鼻、咽、喉、气管、支气管则为原料输送的管道,肺脏是原料加工制作的场所,而胸廓、呼吸肌等则为维持工厂运作的动力系统。呼吸是生命活动的重要特征之一。

成年人在平静状态下,每分钟呼吸 16～20 次;在体力劳动或体育运动时,呼吸就会加深加快。儿童每分钟呼吸 30 次,而新生儿每分钟呼吸可达 40～50 次,并随着年龄的增长,呼吸次数逐渐减少。

2.气道的组成和作用是什么

(1)气道:即呼吸道,包括鼻、咽、喉、各级支气管直至终末细气管(管壁无肺泡结构),均作为呼吸气体进出肺的通道,简称为气道。临床通常把鼻、咽、喉称为上呼吸道;把气管、支气管和肺内各级支气管称为下呼吸道。

(2)气道的作用:气道有调节阻力和保护作用。

①调节气道阻力。通过调节气道阻力从而调节进出肺的气体的量、速度。

②保护功能。环境、气温、湿度均不恒定,而且可含尘粒和有害气体,这些都将危害身体健康。但是,呼吸道具有对吸入气体进行加温湿润、过滤清洁作用和防御反射等保护功能。

※加温湿润作用:主要在鼻和咽,而气管和支气管的作用较小。一般情况下,外界空气的温度和湿度都较肺内为低。由于鼻、咽黏膜有丰富的血流,并有黏液腺分泌黏液,所以吸入的气体在到达气管时已被加温和被水蒸气所饱

和,变为温暖而湿润的气体进入肺泡。如果外界气温高于体温,则通过呼吸道血流的作用,也可以使吸入气体的温度下降到体温水平。呼吸道的这种空气调节功能对肺组织有重要的保护作用。经气管插管呼吸的病人失去了呼吸道的空气调节功能,可使呼吸道上皮、纤毛及腺体等受到损伤,因此应给病人呼吸湿润的空气为宜。

　　※过滤清洁作用:通常通过呼吸道的过滤和清洁作用,阻挡和清除了随空气进入呼吸道的颗粒、异物,使进入肺泡的气体几乎清洁无菌。呼吸道有各种不同的机制防止异物到达肺泡。

　　其一,在上呼吸道。鼻毛可以阻挡较大颗粒的进入,而鼻甲的形状则使许多颗粒直接撞击在黏膜上或因重力而沉积在黏膜上。这样,直径大于 10 微米的颗粒几乎完全从鼻腔空气中被清除。

　　其二,在气管、支气管和细支气管。直径在 2～10 微米的颗粒可通过鼻腔而进入下呼吸道,但这里管壁黏膜有分泌黏液的杯状细胞和纤毛上皮细胞。所分泌的黏液覆盖在纤毛上。许多纤毛有力地、协调地和有节奏地摆动,将黏液层和附着于其上的颗粒向喉咽方向移动。每次摆动可移动黏液层达 16 微米,若每秒钟纤毛摆动 20 次,则每分钟可使黏液层移动约 19 毫米。纤毛推动黏液层及所附着的颗粒到达咽部后,颗粒或被吞咽或被咳出。吸入气体干燥或含有刺激性物质如二氧化硫等,可以损害纤毛的运动,影响呼吸道的防御功能。

　　其三,是巨噬细胞。直径小于 2 微米的小颗粒一旦进入呼吸性细支气管、肺泡管和肺泡,巨噬细胞就可以吞噬被吸入的颗粒和细菌,然后带着它的吞噬物向上游走到细支气管壁上的黏液层,随黏液排出。肺泡巨噬细胞生活在氧分压较高的肺泡中,当通气量减小或氧分压降低时,其功能将减退。此外,呼吸道的分泌物中还含有免疫球蛋白和其他物质,有助于防止感染和维持黏膜的完整性。

3.小气道有何特点和生理功能

小气道是指管径小于 2 毫米的非呼吸性细支气管,其中还包括部分内径较小的小支气管。由于小气道常常是慢性支气管炎、肺气肿,即阻塞性肺疾病病变最早发生的部位,因此已受到了广泛重视。

小气道的特点可以从下面 3 个方面来了解。

(1)小气道的解剖特点

①管腔纤细。小气道管腔内径小于 2 毫米,不断分支后,最小管径可达 0.06 毫米左右。

②管壁菲薄。小气道黏膜厚度随气道内径缩小而变薄,外周为松软稀疏的网状结缔组织,管壁仅含少量弹性纤维和胶原纤维。

③软骨组织缺如。气道分支在达终末细支气管水平后已无软骨组织。

④纤毛上皮细胞减少。随气道分支,假复层纤毛柱状上皮逐渐变为单层纤毛柱状上皮,达到小气道水平后,黏膜层为单层纤毛柱状上皮和单层纤毛立方上皮。

⑤无纤毛细支气管分泌细胞增多。其可能具有分泌稀

薄液体的功能。

⑥平滑肌相对增多。在终末细支气管,平滑肌厚度占管壁总厚度的20%。

⑦总横截面积大。气管的横截面积约为5平方厘米,至终末细支气管水平,总横截面积可达100平方厘米以上。

⑧网状结构形成。管壁弹性纤维呈辐射状向外伸展,与周围肺泡壁的弹性纤维相衔接,形成网状结构,使小气道的口径大小直接受肺容量的大小影响。

(2)小气道生理功能特点

①小气道阻力小。由于大小气道的总横截面积相差很大,在气道内的阻力就不一致,正常人气道总阻力80%是来自大气道,而小气道的阻力只是气道阻力的20%以下。

②气流速度慢。吸入气体从狭窄的气道进入时产生涡流,至小的气道时横截面积增加,吸入气体到此分散,形成层流,速度逐渐变慢,这样有利于吸入的空气能均匀分布到所有肺泡内。

③通气与血流比例的调节控制。在神经系统和体液的调节下,通过小气道平滑肌的舒张与收缩和小气道口径的改变,可控制进入肺泡内的气体流量及调节气体分布。

(3)小气道病变的特点:小气道由于上述解剖特点,在炎症或烟尘刺激后可发生小气道病变,包括管腔阻塞、黏膜溃疡、炎性细胞浸润、杯状细胞增多、平滑肌肥厚和结缔组织增生等改变。

4.人的呼吸过程是怎样的

人体在新陈代谢过程中需要不断地消耗氧,并产生二氧化碳。氧要从空气中摄取,二氧化碳则需要排出体外。当人体吸气时,膈肌和肋间肌收缩,胸廓扩张,膈顶下降,胸腔内负压减小,外界富含氧气的新鲜空气经气道进入肺泡内,氧气透过肺泡壁进入毛细血管内,而毛细血管内由组织新陈代谢而产生的二氧化碳进入到肺泡内。人体呼气时,膈肌及肋间肌松弛,胸廓依靠弹性回缩,二氧化碳便经气道排出体外。这样一吸一呼,便构成了一次呼吸,人体正是依靠不停地呼吸运动进行气体交换,满足机体新陈代谢的需要,而使生命得以维系。

人体呼吸过程由三个环节组成(图2):①外呼吸,包括肺通气(即气体在肺与外界之间的流通)和肺换气(指肺泡与毛细血管血液的交换),是呼吸系统的主要功能。②内呼吸,为组织细胞与毛细血管血液之间的气体交换,也称组织换气。③呼吸气体在肺与组织之间的运输,由血液和循环系统来完成。

(1)肺通气:是肺与外界环境之间的气体交换过程。实现肺通气的器官包括呼吸道、肺泡和胸廓等。呼吸道是沟通肺泡与外界的通道;肺泡是肺泡气体与血液气体进行交换的主要场所;而胸廓的节律性呼吸运动则是实现通气的动力。气体进出肺的过程有赖于肺与外界大气之间压力差的推动,同时气体流动还会遇到阻止其流动的阻力。因此,肺通气功能是由通气的动力克服通气的阻力来实现的。

(2)肺换气:经肺通气进入肺泡的新鲜空气与血液进行气体交换,氧气从肺泡顺着分压差扩散到静脉血,而静脉血中的二氧化碳则向肺泡扩散。这样,静脉血中的氧分压逐

渐升高,二氧化碳分压逐渐降低,最后接近于肺泡气的氧分

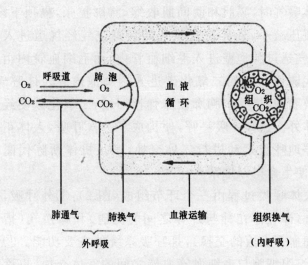

图 2　呼吸全过程示意图

压和二氧化碳分压。由于氧气和二氧化碳的扩散速度极快,仅需约 0.3 秒即可完成肺部气体交换,使静脉血在流经肺部之后变成了动脉血。一般血液流经肺毛细血管的时间约为 0.7 秒,因此当血液流经肺毛细血管全长约 1/3 时,肺换气过程基本上已完成。

(3)组织换气:在组织部位,由于细胞代谢不断消耗氧,同时产生血浆二氧化碳,故组织内氧分压较动脉血的氧分压低,而二氧化碳较动脉血的高,当动脉血流经组织毛细血管时,在分压差的推动下,氧由血液扩散入组织细胞,血浆二氧化碳则从组织细胞扩散入血液,完成组织换气。结果使动脉血变成了含氧较少、含血浆二氧化碳较多的静脉血。

（4）血液运输：血液运输的气体主要是氧气和二氧化碳。它们在血液中的运输形式有两种，即物理溶解和化学结合。血中溶解的氧气和二氧化碳都较少，它们都是以化学结合为主要运输形式，然而物理溶解运输的气体量尽管很少，但却是实现化学结合所必需的步骤。

①氧气的输送比较简单，氧气遵循从高分压处向低分压处弥散的原理，在肺泡处向毛细血管内透入，并与红细胞中的血红蛋白氧合（注意：不是氧化），红细胞将氧气带到组织后，根据相同的原理进入细胞，被细胞利用。氧气在与血红蛋白氧合前和进入细胞前都是先溶解在血浆和组织液中的，这是一个必需的步骤。

②二氧化碳的运输5%是以溶解的方式运输的，其他95%是以化学的方法进行的，比较复杂。组织中二氧化碳也是根据以上原理先弥散溶解在血浆中，并立即进入红细胞，并在碳酸酐酶的作用下与水形成碳酸，碳酸再电离成氢离子和碳酸氢根，氢离子与血红蛋白结合形成还原血红蛋白（血液变紫黑色），这时置换出的钾离子与碳酸氢根结合形成碳酸氢钾，运到肺脏后，在碳酸酐酶的作用下以相反的方向变化，碳酸以二氧化碳和水的形式呼出体外。

5.影响肺通气和肺换气的主要因素有哪些

（1）影响肺通气的主要因素：有呼吸运动、肺内压和胸膜腔内压。

①呼吸运动。呼吸肌收缩和舒张引起的胸廓节律性的扩大和缩小称为呼吸运动。主要的吸气肌为膈肌和肋间外

肌,主要的呼气肌为肋间内肌和腹肌。此外,还有一些辅助吸气肌,如斜角肌、胸锁乳突肌等。平静呼吸时,吸气是主动的,呼气是被动的,即吸气动作是由吸气肌收缩引起,呼气动作则主要是吸气肌舒张、肺和胸廓的弹性回缩引起,而不是呼气肌收缩。用力呼吸时,吸气和呼气都是主动的。根据参与呼吸的呼吸肌的主次,可以分为腹式呼吸、胸式呼吸和混合式呼吸;根据呼吸的用力程度,可以分为平静呼吸和用力呼吸。

②肺内压。是指肺泡内的压力。吸气时肺内压低于大气压,呼气时肺内压高于大气压,吸气末和呼气末肺内压与大气压相等。人工呼吸的原理就是用人工的方法建立肺内压与大气压之间的压力差,以维持肺通气。

③胸膜腔内压。是指胸膜腔内的压力。平静呼吸时,无论吸气还是呼气,胸膜腔内的压力始终为负值。吸气末为 $-5\sim10$ 毫米汞柱,呼气末为 $-3\sim-5$ 毫米汞柱。一旦胸膜腔密闭性被破坏,空气就会进入胸膜腔,形成气胸,使肺脏回缩、塌陷。胸内负压生理意义:一是有利于肺的扩张;二是有利于胸腔内的腔静脉和胸导管等扩张,降低中心静脉压,促进静脉血液和淋巴液回流。

(2)影响肺换气的主要因素:有气体的分压差、气体的溶解度与分子量等。

①气体的分压差。气体交换的动力是气体的分压差。气体的分压差越大,则扩散越快,扩散速率越大。反之,分压差小则扩散速率低。气体的分压差也决定气体交换的方向。

②气体的溶解度与分子量。在其他条件相同时,气体扩散速率与气体在溶液中的溶解度成正比,与气体分子量的平方根成反比。气体的溶解度与分子量的平方根之比称为扩散系数。因为二氧化碳在血浆中的溶解度(51.5%)约为氧气的(2.14%)24倍,二氧化碳的分子量(44)大于氧气(32),这样二氧化碳的扩散系数是氧气的20倍。尽管氧气的分压差比二氧化碳的分压差大将近10倍,二氧化碳的扩散速度仍为氧气的2倍。因此,临床上易出现缺氧,而二氧化碳潴留少见。

③呼吸膜的面积。正常成年人约有3亿个肺泡的呼吸膜,总面积约70平方米。在安静状态下,机体仅需40平方米的呼吸膜便足以完成气体交换。因此,呼吸膜有30平方米的贮备面积。运动时肺毛细血管开放数量和开放程度增加,呼吸膜面积增加,加快氧气和二氧化碳扩散的速度。反之,肺不张、肺实变、肺气肿时呼吸膜扩散面积减小,气体交换减少。

④呼吸膜的厚度。呼吸膜又称为肺泡-毛细血管膜,由含肺泡表面活性物质的极薄的液体层、肺泡上皮细胞层、上皮基底膜层、肺泡上皮和毛细血管基膜之间含有胶原纤维和弹性纤维的间隙、毛细血管基膜层及毛细血管内皮细胞层6层组成。但呼吸膜的总厚度不到1微米,最薄处只有0.2微米,气体易于扩散通过。此外,由于肺毛细血管平均直径不足8微米,血液层很薄,红细胞膜通常能接触到毛细血管壁,使氧气和二氧化碳可不经大量的血浆层即可到达红细胞或进入肺泡,扩散距离短,气体交换速度加快。病理

情况下,如肺纤维化、肺水肿时呼吸膜增厚或扩散距离加大,都会降低扩散速率,减少氧气和二氧化碳扩散量。此时若增加运动,可因血流加速而缩短气体在肺部的交换时间,进一步降低气体交换量,加重呼吸困难。

⑤温度。温度愈高,气体分子运动速度愈快,故气体扩散速率与温度成正比。

以上主要是从肺泡内气体的角度来讨论肺换气的影响因素,但肺泡内的气体是与流经肺部的血液之间进行气体交换,因此还必须考虑到通气与血流的匹配。

⑥通气/血流比值。通气/血流比值是指每分钟肺泡通气量和每分钟肺血流量(心排血量)的比值。正常成年人安静时肺泡通气量约为4 200毫升/分钟,心排血量为5 000毫升/分钟。因此,通气/血流比值为0.84,这就意味着肺泡通气量与肺血流量的比例适宜,气体交换的效率最高,即流经肺部的静脉血变成了动脉血。如果通气/血流比值增大,表明通气过度或血流不足,使得部分肺泡气未能与血液气体充分交换,造成肺泡无效腔增大。反之,通气/血流比值下降,则意味着通气不足或血流相对过剩,造成部分血液流经通气不良的肺泡,混合静脉血中的气体未能得到充分更新,在流经肺部之后仍然是静脉血,相当于功能性动-静脉短路。因此,从气体交换角度来看,通气/血流比值增大或减小时肺换气的效率都差;如果肺内某一区域,或者整个肺的肺泡通气量和血流量按比例同向变化,保持通气/血流比值值为0.84,则能维持气体的交换效率。因此,决定肺换气效率的因素是肺泡通气量和肺血流量的比值,而非它们的绝对值。

健康成年人全肺的通气/血流比值为 0.84,但在肺的各个局部区域的通气/血流比值存在差异。这与肺泡通气量和肺毛细血管血流量的不均匀分布有关。人在直立位时,由于重力等因素的作用,肺泡通气量由上(肺尖部)至下(肺底部)逐渐递增,肺底部的肺泡通气量是肺尖部的 3 倍。肺血流量亦发生同样由上至下的递增,肺底部的血流量是肺尖部的 10 倍。也就是说,肺尖部的肺泡通气量的减少幅度小于肺血流量,肺尖部的通气/血流比值较大,可达 3 以上;而肺底部的肺泡通气量增加幅度小于肺血流量,肺底部的通气/血流比值较小,可低至 0.6。正常情况下,尽管存在肺泡通气和血流的不均匀分布,导致肺不同部位的通气/血流比值的不一致,但由于呼吸膜面积远远超过肺换气的实际需要,因而并不影响正常的气体交换。

6.呼吸道黏膜具有哪些免疫功能

免疫是指机体识别和排除病原微生物及其毒素的功能,是机体的一种保护性反应。一般把呼吸道黏膜的免疫功能分为非特异性免疫和特异性免疫 2 大类,它们相互协作,共同完成对呼吸系统的保护任务。

(1)非特异性免疫:非特异性免疫是生来就有的、无特异性的免疫,即不是针对某一种细菌,而是对多种细菌起作用。呼吸道黏膜的非特异性免疫分为细胞性免疫和体液性免疫两种。

①呼吸道黏膜覆盖着一层假复层纤毛柱状上皮细胞,纤毛不停地摆动,具有机械的屏障作用。呼吸道黏膜上皮

的杯状细胞和黏液腺的上皮细胞能分泌黏液,可粘着5微米的颗粒。通过纤毛活动和分泌黏液可以阻挡和排除外界有害的刺激因子。

②呼吸道黏膜部位游走的或固定的吞噬细胞,具有吞噬病原微生物的功能;黏膜下层丰富的淋巴网具有阻留和破坏病原微生物的功能;呼吸道黏膜分泌的溶菌酶能够产生杀菌作用,这些都是重要的非特异性免疫因素。

此外,体液中的备解素、干扰素、补体也是重要的防御因素。备解素是存在于血清内的一种巨球蛋白,在补体和镁离子的参与下,能裂解某些细菌和杀灭某些病毒。干扰素是病毒感染细胞后,由细胞产生的一种蛋白质,可以干扰一些病毒在细胞内繁殖;正常人的呼吸道黏膜上皮细胞由于受到某些病毒的隐性感染,常含有一定量的干扰素,可对病毒发生干扰作用。补体是存在于血液内的一种蛋白质,在一定条件下被激活时,有杀菌、溶菌和灭活病毒的作用,还能促进吞噬细胞的吞噬作用。

(2)特异性免疫:机体受到细菌、病毒等病原微生物的刺激,可以产生特异性免疫功能(又称后天获得性免疫)。当机体受到某一种细菌或抗原刺激后,所产生的抗体和分化的免疫细胞,只能对一种细菌或抗原起作用,对其他种类的细菌或抗原不起作用,专一性强。

呼吸道感染所产生的特异性免疫,除体液内出现抗体和体内具有免疫功能的细胞产生细胞免疫外,在呼吸道黏膜部位尚可出现局部抗体,具有局部免疫作用。这种局部抗体能分泌免疫球蛋白A,由两部分组成,即呼吸道黏膜分泌黏液的细胞产生的一种糖蛋白（也称为分泌片，或分泌小体），与进入呼吸道黏膜的血清免疫球蛋白Ａ互相结合而成；局部抗体存在于黏膜上皮细胞表面和黏膜与腺体的分泌物中，性质比较稳定，不易被蛋白分解酶破坏，且有多种抗菌与抗病毒作用，是呼吸道黏膜抵抗病原微生物侵袭的一道重要防线。所以有人认为，呼吸道黏膜表面分泌性免疫球蛋白Ａ缺乏，是呼吸道感染的重要原因。而慢性支气管炎长期治疗不愈，病情重者，痰内分泌性免疫球蛋白Ａ很少，常反复发生感染，这是因为支气管黏膜上皮受损，分泌小体生成受到破坏而造成的。

7.呼吸运动有哪些特点

呼吸肌的收缩与舒张引起胸腔的扩大和缩小称为呼吸运动，其表现为胸壁和腹壁的起落。肺脏本身并不能扩张和收缩，呼吸运动是依靠呼吸肌的收缩与舒张引起胸腔容积的扩大和缩小，从而带动肺容积的变化，促使呼吸运动得以完成。

人在平静呼吸时，吸气是主动的，呼气是被动的。平静吸气时，肋间外肌收缩，使肋骨和胸骨向上、向外移动，胸腔的前后径和左右径增大，同时由于膈肌收缩，横膈下降，胸腔的上下径增大，使得肺随胸廓的扩张而扩张，于是肺容积增大，空气被吸入肺内。平静呼气时，肋间外肌、膈肌均松弛，胸廓恢复到原来的位置，肺也随之回位，肺的容积缩小，肺内气体被动呼出（图3）。

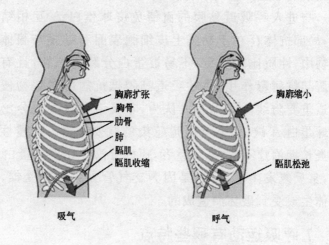

胸廓扩张
胸骨
肋骨
肺
膈肌
膈肌收缩
吸气

胸廓缩小
膈肌松弛
呼气

图3　呼吸运动示意图

　　人的呼吸运动在中枢神经系统神经性反射、体液化学变化等因素调节下,具有一定的频率、节律和深度。呼吸频率是指每分钟的呼吸次数,正常人一般为每分钟16～20次,过快或过慢都视为异常。呼吸节律是指呼吸运动的呼与吸是有规律的变化,每次呼吸间隔是均匀相等的。呼吸深度是指呼吸的深浅程度,如呼吸变得浅表或深大都属于病理现象。当机体发生疾病时,呼吸频率、节律和深度将会发生异常改变。病理性呼吸常见有以下几种表现形式。

　　(1)潮式呼吸:是一种呼吸节律和深度的改变。呼吸由暂停→浅呼吸→深呼吸→浅呼吸→暂停,周而复始。此种呼吸是因呼吸中枢兴奋性降低所致。临床上多见于中枢神经系统疾病、严重的药物中毒、心力衰竭、糖尿病昏迷、尿毒症等。

（2）酸中毒深大呼吸：是一种呼吸深度和频率的改变，表现为呼吸节律匀整，吸气慢而深，呼气短促。可见于尿毒症、糖尿病酮症酸中毒等病人。

（3）间歇呼吸：表现为有节律的呼吸次数后，突然呼吸停止，间隔短时间后，再如此反复。其是中枢性呼吸衰竭的表现，临床意义与潮式呼吸大致相同。

（4）抽泣样呼吸：是在呼吸过程中连续 2 次吸气后再呼气，类似哭啼时的抽泣。常见于颅内压增高和脑疝早期的病人。

（5）浅呼吸：呼吸深度变浅的呼吸。多见于肺炎、胸腔积液、气胸、肺气肿、碱中毒等疾病。

（6）点头呼吸：病人吸气深而长且头向后仰，呼气短促头又恢复到原位，随呼吸出现头后仰和前俯，状如点头。见于极度衰竭的病人，是濒死的一种先兆。

（7）波浪式呼吸：呼吸出现时深时浅的波浪式交替变化，但节律一致，是中枢性呼吸衰竭的表现。

呼吸运动的另一特点是随着机体运动强度的增加而加强。从事劳动或剧烈运动时机体代谢加强，氧气的消耗和二氧化碳的生成都增加，这时通过神经、体液的调节，呼吸运动加深加快，呼吸频率由平时每分钟 16～20 次升到每分钟 30～50 次，肺的通气量由平均每分钟 6～8 升可增至每分钟 50～70 升，使机体能摄取更多的氧气，排出更多的二氧化碳，以满足代谢的需要。

8.什么是呼吸道防御反射

防御反射是指机体受到伤害性刺激后发生的具有保护性反射的总称。呼吸道防御反射是呼吸道的鼻腔、喉、气管和支气管等处的黏膜受到有害刺激时,引起一些对机体有保护作用的呼吸反射,主要有喷嚏反射和咳嗽反射。

(1)喷嚏反射:是鼻腔黏膜受到刺激后引起的防御性反射动作。反射动作由深吸气开始,随之产生急速有力的呼气动作,急速的气流通过鼻腔时能排除鼻腔内异常的刺激物,故有防御意义。喷嚏是一些疾病,特别是鼻部疾病的重要症状之一。喷嚏反射的感受神经为三叉神经,其机制包括两个不同的阶段,即鼻相和呼吸相。当鼻黏膜受刺激时,感觉冲动沿三叉神经传到脑干中枢,通过传出神经纤维支配鼻黏膜腺体和血管,产生清稀的鼻涕和鼻黏膜水肿,引起"涓流样"感觉,到此鼻相结束。呼吸相时,清稀鼻涕对三叉神经的刺激,然后传到呼吸中枢,反射性引起软腭上举,鼻腔关闭,膈肌、肋间肌和腹肌同时收缩致胸腔内压升高,迫使鼻咽部开放,空气自鼻、口冲出,形成喷嚏。

(2)咳嗽反射:是下呼吸道黏膜受到有害因素刺激时引起的保护性反射动作。呼吸道的病理性分泌物和从外界进入呼吸道的异物,可借咳嗽反射动作而排出体外,具有清洁、保护和维持呼吸道通畅的作用。若为频繁刺激性咳嗽而影响工作和休息,则失去其保护意义。咳嗽反射也是一种神经反射过程,当呼吸道黏膜发生炎症或因物理、化学、过敏等因素刺激时,感觉冲动沿迷走神经传至延髓咳嗽中枢,然后经传出神经纤维到声门和呼吸肌等处,引起咳嗽动作。其全过程包括:先是短而深的吸气,接着声门关闭,膈肌下降,呼吸肌和腹肌收缩,把肺部的高压空气喷射出去,而发生咳嗽动作和特别的声响。咳嗽是呼吸系统最常见的症状之一,大部分咳嗽的起因来自呼吸道黏膜,部分来自呼吸道以外的器官组织,如心、胃、食管等处的病变引起反射性咳嗽。咳嗽的病因很多,必须认真观察分析,方能做出正确诊断。

9.中医对呼吸系统是怎样认识的

中医学将呼吸系统称为肺系,肺系包括鼻、咽、喉、气道(气管)、肺脏等组织器官,而肺是肺系功能最主要的部分。"肺者,相傅之官,治节出焉"(《素问·灵兰秘典论》)。"相傅",傅同辅,有辅佐、协助的意思,是和心为君主之官的君主相对而言的,意即肺对心脏有协助作用。所谓"治节",就是"治理""调节"。就是说,人体的各种生理调节代偿功能均属于肺的职能范围。"脉气流经,经气归于肺,肺朝百脉,输精于皮毛。毛脉合精,行气于府。府精神明,留于四脏,气归于权衡"(《素问·经脉别论》)。"四脏",是指肺以外其余器官;"权衡",就是调节作用,说明了肺与全身器官的关系。因此,肺是一个对人体各种生理功能具有调节代偿作用的重要器官,所以说:"肺与心皆居膈上,位高近君,犹之宰辅",故称"相傅之官"。肺的主要生理功能为肺主气,主宣发、肃降,司呼吸,通调水道,朝百脉,主治节。肺在志为忧,在液为涕;在体合皮,其华在毛,在窍为鼻。

中医学将肺系的生理功能概括为以下几个方面：肺主气、司呼吸；肺主宣发与肃降；肺主通调水道；肺朝百脉、助心行血；肺外合皮、其华在毛；肺与大肠相表里。肺在五行中属金，其气清肃，与木（肝）、火（心）、土（脾）、水（肾）诸脏有生、克、乘、侮关系。

肺主一身之气：是指周身之气都与肺密切相关，是由于肺主呼吸作用而决定的，即关系着宗气的生成、气机的调节、辅心行血三方面，而这三种关系又都是建立在肺司呼吸功能基础上的。有关肺的生理功能，在《素问·阴阳应象大论》中就有"天气通于肺"之记载。明代张景岳《类经图翼》中记载华佗对肺的描述时说："肺叶白莹，谓之华盖，以覆诸脏，虚如蜂窠。下无透窍，吸之则满，呼之则虚，一呼一吸，消息自然，司清浊之运化，为人身之橐籥。"肺在体腔内位置最高，被覆于心脏的上面，故称"华盖"。由于肺的支气管到肺内分成很多支气管树，最后又分成细支气管，细支气管再不断分支，末端为肺泡所代替，故形容为"虚如蜂窠"。肺有司呼吸的功能，通过呼吸往来自如，即"一呼一吸消息自然"。肺主呼吸能使自然界的清气通过肺进入体内，而体内的浊气通过肺呼于体外，肺吸进的清气与水谷之气结合形成宗气，所以说"肺为宗气之化源"。

肺主宣发：宣发，是宣布、发散的意思。肺主宣发是指由于肺气的推动，使气血津液得以散布全身，内而脏腑经络，外而肌肉皮毛，无处不到，以滋养全身的脏腑组织。肺气宣发通畅，则能主一身之气而呼吸调匀，助血液循环而贯通百脉；通过汗液、呼吸调节水液代谢，宣发卫气，输精于皮毛,发挥屏障作用。

肺主肃降:肃为清肃、宁静,降为下降。肃降即清肃下降之意,有向下、向内、收敛的特点。肺主肃降是指肺气宣清宜降。肺气以清肃下降为顺,通过肺气之肃降作用,才能保证气和津液的输布,并使之下行,才能保证水液的运行并下达于膀胱而使小便通利。肺气必须在清肃下降的情况下,才能保证其正常的功能活动。

肺朝百脉,助心行血:"朝"是朝向、会合的意思,指百脉(经脉)会合于肺,即脉在呼吸过程中,全身血流均须流于肺。"经脉流动,必由乎气,气主于肺,故为百脉之朝会"(《类经》)。说明肺与经脉中血液运行有密切关系。肺和血液运行有什么关系呢?肺有协助心脏推动血液运行的作用,即助心行血的作用。这种助心行血的作用是肺主气功能的一种表现。肺在真气生成过程中,肺吸入的自然界的清气和脾吸收的水谷之精气结合起来称为"宗气"。宗气积于胸中,又上行息道(呼吸之道)以助呼吸,贯通心脉,推动血液运行作用。由此可见,肺助心行血的作用是通过宗气来实现的,肺气有贯通心脉的作用,百脉又朝会于肺。肺主气,心主血,肺与心在生理或病理上的密切关系主要反映在气和血的关系上,肺气壅塞可导致心的血脉运行不利,甚至血脉瘀滞,出现心悸,胸闷,唇青舌紫等症状;心气虚,心阳不振,心的血脉运行不畅,也能影响肺气的宣通,而出现咳嗽、气喘等症状。

肺在体合皮,其华在毛。皮毛包括皮肤、汗腺、汗毛等组织,是一身之表,依赖于卫气和津液的温养和润泽,成为抵御外邪侵袭的屏障。肺合皮毛是说肺能输布津液、宣发卫气于皮毛,使皮肤润泽,肌腠致密,抵御外邪的能力增强。如果肺气虚则体表不固,常自汗出,抵抗力下降则易于感冒。由于肺和皮毛相合,所以外邪侵犯皮毛也常常影响肺的功能而招致相应病变。

肺与大肠互为表里:病变亦可相互影响,大肠实热证每致热邪循经上攻于肺,出现类似痰热壅肺之气喘咳嗽,面赤身热,咽喉肿痛,如《千金方》云:"右手寸口气寸以前脉阳实者,手阳明经也,病苦肠满,善喘咳,面赤身热,喉咽中如核状,名曰大肠实热也。"但大肠实热证必以肠中结热症状为主,上逆迫肺症状为辅,且无痰热壅肺证之咳黄稠痰等症。另一方面,痰热壅肺证亦可因肺津耗伤,不能清肃下行濡润肠道而致类似大肠实热证之大便秘结。但本证必以肺中痰热证为主,大肠失润为辅,且不似单纯大肠实热证之腹痛拒按,呕恶腐臭或热结旁流等。

10.哮喘的发病率有多高

哮喘,是一种常见的呼吸道疾病,是在世界范围内严重威胁公众健康的主要慢性疾病之一,被列为十大死亡原因之最。全称为支气管哮喘,是由于多种细胞(如嗜酸性粒细胞、肥大细胞、T淋巴细胞、中性粒细胞、气道上皮细胞等)和细胞组分参与的一种慢性气道炎症性疾病,这种慢性炎症与气道高反应性的发生和发展有关,通常出现广泛多变的可逆性气流受限,并引起反复发作的喘息、气急、胸闷、咳嗽等症状,常在夜间和(或)清晨发作加剧,大多数病人可自行缓解或经药物治疗得到控制。支气管哮喘如诊治不及时，随病程延长可产生气道不可逆性缩窄和气道重塑。当哮喘得到控制后，多数病人很少出现哮喘发作，严重哮喘发作则更少见。

支气管哮喘流行病学调查表明，在过去的几十年中，世界各地哮喘病发病率和死亡率一直呈逐年上升趋势。粗略估计，全球约有 3 亿哮喘病人，各国哮喘病人发病率从1％～30％不等，我国为 0.5％～5％，主要发病人群是儿童及青壮年，且呈逐年上升趋势。一般认为，发达国家哮喘发病率高于发展中国家，城市高于农村。在 20 世纪 80 年代的一项调查证实，仅在美国就有 900 万～1 200 万哮喘病病人。一项名为"亚太地区哮喘的透视及现状"的多国哮喘病人调查，其中针对我国北京、上海、广州三大城市 400 名哮喘病人及其家庭的调查资料表明，有 33％病人在过去一年曾到医院急诊或住院，20％学龄儿童有缺课，43％有夜间睡眠不好，哮喘病严重影响了病人的生活、工作及学习，影响儿童青少年的生长发育。严重哮喘急性发作若未得到及时而有效的治疗，可以是致命的。哮喘死亡率为 1.6～36.7/10 万，多与哮喘控制不佳、最后一次发作时治疗不及时有关，而其中大部分是可以预防的。目前，我国已成为全球哮喘病死率最高的国家之一。因此，哮喘的防治任务是十分艰巨的。

11.哮喘病人的气道会发生哪些变化

哮喘病人的气道与正常人的气道有明显的不同(图 4)。

(1)上皮腺体增生和黏液性化生：上皮腺体增生和黏液

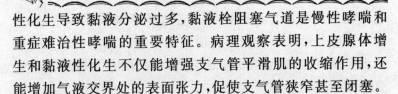

性化生导致黏液分泌过多,黏液栓阻塞气道是慢性哮喘和重症难治性哮喘的重要特征。病理观察表明,上皮腺体增生和黏液性化生不仅能增强支气管平滑肌的收缩作用,还能增加气液交界处的表面张力,促使支气管狭窄甚至闭塞。

(2)基底膜增厚及上皮下纤维化:基底膜增厚是哮喘气道重塑的特征性改变,发生在疾病的早期。包括了除层粘连蛋白外的免疫球蛋白、Ⅰ型和Ⅲ型胶原、生腱蛋白、纤维连接蛋白的丛状沉积。这些蛋白由活性肌成纤维细胞产生,并最终导致气道上皮下纤维化。气道上皮下纤维化能减少气道黏膜皱褶的数量,改变黏膜折叠的类型,使气道黏膜在支气管平滑肌收缩时从多而细的皱褶变为少而大的皱褶,以此增加气道阻力并加重气道狭窄。

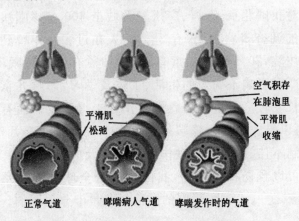

图4 哮喘病人气道示意图

(3)气道平滑肌细胞增生与肥大:气道平滑肌细胞增生

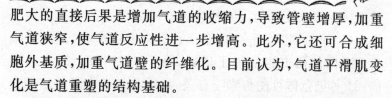

肥大的直接后果是增加气道的收缩力,导致管壁增厚,加重气道狭窄,使气道反应性进一步增高。此外,它还可合成细胞外基质,加重气道壁的纤维化。目前认为,气道平滑肌变化是气道重塑的结构基础。

(4)气道血管异常生成和(或)血管重构:与正常人相比,哮喘病人气道黏膜下层和(或)黏膜固有层单位面积内血管数目和所占面积均增加,且管壁水肿,内皮下基层膜增厚,并出现肌细胞萎缩和管壁的玻璃样变。

(5)弹性纤维破碎:哮喘病人支气管黏膜活检显示弹性纤维破裂甚至缺乏,电镜下也表明哮喘病人气道发生了促弹性组织离解过程,表现为纤维斑化、紊乱和增厚。

(6)细胞外基质沉积:细胞外基质包括胶原、弹性纤维、网状纤维、黏多糖及蛋白质复合物、胶样无定形均匀物质等。气道壁细胞外基质过度沉积,又称为气道细胞外基质重塑,是构成气流阻塞的重要原因。除了上面提及的胶原和弹性纤维的变化外,还包括纤维黏蛋白活性增强、基底膜周围 β_2 层黏蛋白的沉积和基底膜内细胞黏合素表达的增加等。

(7)气道神经组织变化:哮喘病人气道 P 物质含量增高,且具有气道 P 物质活性的神经组织在形态学特征上与正常人存在显著差别。

12.哮喘的病因有哪些

哮喘的发病原因错综复杂,目前认为支气管哮喘是一种有明显家族聚集倾向的多基因遗传性疾病,它的发生既受遗传因素又受环境因素的影响。

(1)遗传因素:近年随着分子生物学技术的发展,哮喘相关基因的研究也取得了进展,第 5、6、11、12、13、14、17、19、21 号染色体可能与哮喘有关,具体关系尚未清楚。哮喘的多基因遗传特征为:外显不全、遗传异质化、多基因遗传、协同作用。

这就导致在一个群体中发现的遗传连锁有相关性,而在另一个不同群体中则不能发现这种相关。

(2)变应原

①变应原。尘螨是最常见的变应原,是哮喘在世界范围内重要的发病因素。常见的有 4 种,即屋尘螨、粉尘螨、宇尘螨和多毛螨。屋尘螨是持续潮湿气候最主要的螨虫。真菌亦是存在于室内空气中的变应原之一,常见为青霉、曲霉、交链孢霉等。花粉与草类粉是最常见的引起哮喘发作的室外变应原。木本植物(树花粉)常引起春季哮喘,而禾本植物的草类粉常引起秋季哮喘。

②职业性变应原。常见的变应原有谷物粉、面粉、动物皮毛、木材、丝、麻、木棉、饲料、蘑菇、松香、活性染料、乙二胺等。低分子量致敏物质的作用机制尚不明确,高分子量的致敏物质可能是通过与变应原相同的变态反应机制致敏病人并引起哮喘发作。

③药物及食物添加剂。药物引起哮喘发作有特异性过敏和非特异过敏 2 种。前者以生物制品过敏最常见,而后者发生于交感神经阻滞药和增强副交感神经作用的药物。食物过敏大多属于 I 型变态反应,如牛奶、鸡蛋、鱼、虾蟹等海

鲜及调味类食品等作为变应原,常可诱发哮喘病人发作。

(3)促发因素

①感染。哮喘的形成和发作与反复呼吸道感染有关,最常见的是鼻病毒,其次是流感病毒、副流感病毒、呼吸道合胞病毒及冠状病毒等。

②气候改变。当气温、湿度、气压和空气中离子等发生改变时可诱发哮喘,故在寒冷冬季或秋冬气候转变时发病较多。

③吸烟。香烟烟雾(包括被动吸烟)是户内促发因素的主要来源,是一种重要的哮喘促发因子,特别是对于那些父母吸烟的哮喘儿童,常因被动吸烟引起哮喘发作。

④环境污染。这与哮喘发病关系密切。诱发哮喘的有害刺激物中,最常见的是煤气、油烟、被动吸烟、杀虫喷雾剂等。烟雾可刺激处于高反应状态的哮喘病人的气道,使支气管收缩,甚至痉挛,致哮喘发作。

⑤精神因素。病人紧张不安、情绪激动等,也会促使哮喘发作,一般认为是通过大脑皮质和迷走神经的反射或过度换气所致。

⑥运动。哮喘病人在剧烈运动后诱发哮喘发作,常表现为咳嗽、胸闷、喘鸣,听诊可闻及哮鸣音,多数病人在1小时内可自行缓解。有些病人虽无哮喘症状,但运动后可诱发支气管平滑肌痉挛。

⑦药物。有些药物可引起支气管哮喘发作,主要有包括阿司匹林在内的非甾体类抗炎药物和含碘造影剂或交感神经阻断药等。

⑧月经、妊娠等生理因素。不少女性哮喘病人在月经前3～4天有哮喘加重的现象,可能与经前期黄体酮的突然下降有关。

⑨围生期胎儿的环境。妊娠9周的胎儿胸腺已可产生T淋巴细胞,且在整个妊娠期胎盘主要产生辅助性Ⅱ型T细胞(Th2)因子,因而在肺的微环境中,T细胞因子的反应是占优势的,若母亲已有特异性体质,又在妊娠期接触大量的变应原或受到呼吸道病毒特别是合胞病毒的反复感染,即可能加重其调控的变态反应,以致婴儿出生后存在变态反应和哮喘发病的可能性。

13.支气管哮喘有哪些病理改变

经典的支气管哮喘病理生理学认为,支气管平滑肌的痉挛和肥大是引起哮喘病的主要病理学改变。但近年来的研究结果认为,无论在发病机制方面,还是在影响气道通气方面,气道炎症及炎症诱发的气道重塑比平滑肌痉挛可能更为重要。

实际上,大、中支气管软骨环的环状支撑力可大大限制气道平滑肌的痉挛效应,但在细小支气管,气道平滑肌的痉挛仍然可以诱发较为明显的支气管狭窄。一般认为,哮喘病人的气道炎症以小气道为主,可是最近Martyn的研究表明,哮喘病人的气道炎症可以存在于大、小气道的20多级支气管直至肺泡,提示了哮喘病人的气道炎症是广泛而弥漫性的,可以累及整个气道,通常越靠近管腔的组织层面,其炎症损伤就越严重,因此气道上皮往往是炎症损伤最为严重的。

有关气道炎症的性质仍然有一定争议,目前有变应性炎症、神经源性炎症、病毒感染性炎症等多种理论。根据气道炎症中的细胞浸润以嗜酸细胞为主,目前大多数学者倾向于认为哮喘患者的气道炎症是变应性的;同时还认为在变应原诱发的速发相哮喘反应中,引起哮喘病人气道通气障碍的原因以气道平滑肌痉挛为主。而在变应原诱发的迟发相哮喘反应中,气道黏膜主要以气道变应性炎症改变为主,是气道变应性炎症所导致的黏膜炎性水肿、充血、渗出物增加甚至黏液栓形成引起气道的阻塞性改变。近年来,通过对哮喘病人在肺段内变应原支气管激发试验前后的纤支镜组织病理学检查也证实了这一点。

气道重塑以气道慢性炎症为发生基础,是气道炎症慢性化发展的必然结果。由于气道长期持续性的炎症反复发作,反复修复,结果导致组织增生而发生重塑。气道重塑主要发生在成年哮喘病人,大多数成人慢性哮喘病人均可产生不同程度的气道重塑,儿童哮喘较为少见。

气道上皮的炎性损伤—修复—再损伤—再修复所导致的气道重塑,可能是哮喘发展成难治性哮喘的重要病理生理学基础。气道重塑的发生机制与气道内炎性细胞释放的炎症促进因子和生长因子有关,基因表达、其他细胞因子和炎性介质也参与了气道的重塑机制。气道重塑在临床上可表现出不可逆性或可逆性差的气道通气功能障碍和气道高反应性,同时仍然可以出现迟发相哮喘反应的特征。

14.如何确定哮喘的诊断标准及分级分期

（1）诊断标准：哮喘的诊断标准中对哮喘的诊断提出了5个条件。

①反复发作喘息、气急、胸闷或咳嗽，多与接触变应原、冷空气、物理、化学性刺激、病毒性上呼吸道感染、运动等有关。

②发作时在双肺可闻及散在或弥漫性、以呼气相为主的哮鸣音，呼气相延长。

③第一条和第二条中所述症状和体征可经治疗缓解或自行缓解。

④除外其他疾病所引起的喘息、气急、胸闷和咳嗽。

⑤临床表现不典型者（如无明显喘息或体征）。

还应至少具备以下1项试验阳性：一是支气管激发试验或运动激发试验阳性。二是支气管舒张试验阳性（第一秒用力呼气容积增加≥12%，且呼气容积增加绝对值≥200毫升）。三是最大呼气流量日内（或2周）变异率≥20%。

标准中规定，符合前四项条件或符合第四、第五项，均应诊断为支气管哮喘。在哮喘的诊断时，还需注意同其他疾病的鉴别诊断，包括左心衰竭引起呼吸困难，急、慢性支气管炎，支气管肺癌，嗜酸性粒细胞肺浸润症等。

（2）诊断分期

①急性发作期。呼吸困难、咳嗽等症状突然发生或加剧。常有呼吸困难，呼气流量降低为特征。

②慢性持续期。每周均有不同频度和（或）不同程度的

症状出现。

③临床缓解期。经治疗或未经治疗临床症状、体征消失,肺功能恢复到急性发作前水平,并维持 3 个月以上。

（3）诊断分级

①规范治疗前病情严重程度的分级（间歇发作、轻度持续发作、中度持续发作、重度持续发作）。

②控制水平的分级（控制、部分控制、未控制）。

③哮喘急性发作时的分级（轻度、中度、重度、危重度）。

15.儿童哮喘如何诊断

（1）婴幼儿哮喘诊断标准。

①年龄＜3 岁,喘息发作≥3 次。

②发作时双肺闻及呼气相哮鸣音,呼气相延长。

③具有特应性体质,如湿疹、过敏性鼻炎等。

④父母有哮喘病史。

⑤除外其他引起喘息的疾病。

凡具有以上第①、②、⑤条即可诊断哮喘。如喘息发作 2 次,并具有第②、⑤条,诊断为可疑哮喘或喘息性支气管炎。如同时具有第③和（或）第④条时,可考虑给予哮喘治疗性诊断。

（2）3 岁儿童哮喘诊断标准

①年龄≥3 岁,喘息呈反复发作者（或可追溯与某种变应原或刺激因素有关）。

②发作时双肺闻及以呼气相为主的哮鸣音,呼气延长。

③支气管舒张药有明显疗效。

④除外其他引起喘息、胸闷和咳嗽的疾病。

对各年龄组疑似哮喘同时肺部有哮鸣音者,可做以下任何一项支气管舒张试验:①用 β_2 受体激动药做的气雾剂或溶液雾化吸入。②0.01％肾上腺素 0.01 毫升/千克皮下注射,每次最大量不超过 0.3 毫升。在做以上任何一项试验后 15 分钟,如果喘息明显缓解及肺部哮鸣音明显减少,或一秒钟用力呼气容积上升率≥15％,支气管舒张试验阳性,可做出哮喘诊断。

(3)咳嗽变异性哮喘诊断标准(儿童年龄不分大小)

①咳嗽持续或反复发作＞1 个月,常在夜间和(或)清晨发作,运动后加重,痰少,临床无感染征象,或经较长期抗生素治疗无效。

②支气管舒张药可使咳嗽发作缓解(基本诊断条件)。

③有个人过敏史或家族过敏史,变应原试验阳性可作为辅助诊断。

④气道呈高反应性特征,支气管激发试验阳性可作为辅助诊断。

⑤除外其他原因引起的慢性咳嗽。

16.气道高反应性与哮喘有何关系

气道高反应性表现为气道对各种刺激因子出现过强或过早的收缩反应,是哮喘病人发生发展的一个重要因素,可直接反映支气管哮喘严重程度。当气道中以嗜酸性粒细胞为主的炎性细胞增多时,气道高反应性也随之出现,因而呈现间歇性可逆性的气流受限,即气道对各种刺激因子出现过强或过早的收缩反应。气道高反应性常有家族倾向,受遗传因素影响,但外因性的作用更为重要。目前普遍认为,气道炎症是导致气道高反应性最重要的机制之一。当气道受到变应原或其他刺激后,由于多种炎症细胞、炎症介质和细胞因子的参与、气道上皮和上皮内神经的损害等而导致气道高反应性。也有认为,气道基质细胞内皮素的自分泌及旁分泌,以及细胞因子特别是 TNFα 与内皮素相互作用在气道高反应性的形成上有重要作用。此外,气道高反应性与 β 肾上腺素能受体功能低下、胆碱能神经兴奋性增强和非肾上腺素能非胆碱能神经的抑制功能缺陷有关。在病毒性呼吸道感染、冷空气、干燥空气、低渗和高渗溶液等理化因素刺激下,均可使气道反应性增高。

由于气道高反应性的存在是哮喘病人区别于正常人的最主要的临床指标,因而其临床意义主要表现为以下几个方面。

(1)用于确诊支气管哮喘:气道高反应性是支气管哮喘的重要病理生理特征。支气管哮喘病人典型病例可以通过临床表现,如呼气性呼吸困难、发作性胸闷、气短及双肺有广泛的哮鸣音而做出诊断。但对某些症状体征不典型,疑似哮喘而肺功能检测正常的病人,如仅有咳嗽,但时间较长,常规抗感染等用药效果不好,或存在不典型胸闷、气短、发憋,在排除心血管疾病的基础上,可考虑检测支气管激发试验以协助诊断。这是由于哮喘病人的气道和正常人相比,两者对药物的反应性可相差数倍乃至数十倍,而产生这种差异的原因恰恰是哮喘病人的气道高反应性,所以气道反应性的增高可以作为确诊支气管哮喘的依据。

（2）用于病情及预后的判断：大量的临床观察表明，气道反应性检测不但是诊断哮喘的重要指标，同时气道反应性增高程度与哮喘的严重度成正比，气道反应性越高的病人，其哮喘程度越严重，其对平喘药或糖皮质激素类药物的需求量也相应较大。同时也要对气道高反应性出现较早的支气管哮喘病人做好预防措施，防止突然发作甚至突发猝死。

（3）用于疗效的观察：在哮喘的治疗过程中，定期测定其气道反应性的变化情况，有助于对治疗的效果做出客观的判断。一般认为，当哮喘病人的病情已稳定3年以上，同时结合气道反应性恢复正常，可以判断为临床治愈。反之，若治疗后气道反应性未见改善或反而加重，则提示治疗不当，应及时调整治疗方案。

17.哮喘的气道炎症与呼吸道感染一样吗

哮喘病人的气道炎症与气道感染的性质是截然不同的，哮喘的气道炎症是过敏性炎症，而呼吸道感染的炎症是细菌性炎症，由于性质不同，其治疗方法也完全不同。

所有哮喘病人均存在着不同程度的气道过敏性炎症，这是引起哮喘各种临床症状的关键因素。哮喘病人气道炎症性质目前尚无定论，因此长期笼统地称其为非特异性炎症。近年来，大多数研究结果支持哮喘的气道炎症属变应性炎症，有的研究结果甚至认为所有类型哮喘的均与IgE有关。因此，目前许多医学家支持所有哮喘病人的气道炎症均可能是过敏性的,该观点已经得到越来越多学者的认同。

咳嗽变异性哮喘和典型哮喘病都存在着气道变应性炎症和气道高反应性,发病原因和发病机制是非常相似的,只是严重程度不一或病程进展阶段不同。诱发气道炎症的环境变应性和非变应性刺激物的质和量并不尽一致,加上机体由于遗传素质存在着较大的个体差异,从而导致了不同的机体对不同的环境刺激可产生不完全相同的反应。由于不同机体的各种病理变化程度不同,因此各个不同机体或者同一机体在不同时间、场合均会产生不同的临床表现。

如果病人发生显著气道炎症,可刺激支气管平滑肌痉挛,则表现为喘息;当哮喘病人的气道炎症比较轻微或表浅时,则可不引起支气管平滑肌痉挛或轻微支气管痉挛,此时如果以支气管黏膜肿胀为主,临床上可以表现以胸闷为主,如果仅仅刺激气道黏膜表面,则临床上可仅仅表现为刺激性干咳。因此,轻微的气道炎症可能是咳嗽变异性哮喘。

18.哮喘是怎样分类的

(1)西医学分类:目前,国际上较为公认的主要分类方法分为外源性哮喘和内源性哮喘,介于两者之间的称为混合性哮喘。

①外源性哮喘。通常指过敏性哮喘。多见于有家族遗传史、过敏体质的儿童和青少年,30岁以前发病者占50%,多由于吸入花粉、尘螨、动物毛屑或进食鱼虾、牛奶、蛋类等而引起哮喘发作。这些病人多数在幼儿期开始有喘憋声或持久咳嗽,并常伴有婴儿湿疹、过敏性鼻炎、花粉症等。发

病前多有先兆症状,表现为接触过敏原后迅速出现鼻痒、喷嚏、流涕、眼痒,或干咳、胸闷,继而出现喘鸣,严重者甚至可威胁生命。若经及时治疗,病情可望获得缓解。实验室检查可发现血嗜酸性粒细胞和血清 IgE 增高。气道反应性明显增高,在缓解期降低,但仍可比正常者要高。皮肤过敏原试验可呈阳性反应。相当数量的过敏性哮喘患儿,经过综合防治措施的治疗,到成年期可完全缓解。需要指出的是,外源性哮喘春、秋两季多见。

②内源性哮喘。成年起病者占 70%,病人中过敏体质和家族过敏史较少,接触冷空气、大气污染、职业性粉尘等均可引起哮喘发作,而由呼吸道感染诱发者最为常见。所以,在冬季及气候多变时多见,然而没有明显的季节性,且起病慢、持续较久,逐渐加重,顽固性夜间发作较为多见。待感染控制后,哮喘才能平息。实验室检查血嗜酸性粒细胞正常或稍增高,血清 IgE 值正常,气道反应性增高较固定。间歇期长短不一,无规律性。病程越久,间歇期常越短,发作期延长。

③混合性哮喘。诱发哮喘的因素复杂而多样,且可相互影响。例如,外源性哮喘反复发作很容易使呼吸道的抵抗力降低,以致呼吸道感染的机会也相应增加,成为混合性哮喘。此型哮喘通常为病史长,常年发作,无明显缓解季节。

除此之外,其他分类方法也较多。例如,按病因分类,根据不同病因,可分为变应性哮喘、感染性哮喘、运动性哮喘、药物性哮喘、职业性哮喘及特殊类型哮喘(月经性哮喘和妊娠性哮喘)等;按免疫学分类,可分为变态反应性哮喘和非变态反应性哮喘;按发病时间分类,可分为常年性哮喘、季节性哮喘、夜间性哮喘;按发病年龄分类,可分为婴幼儿哮喘、儿童期哮喘、青少年哮喘、成年人哮喘和老年人哮喘;按对糖皮质激素的反应分类,可分为非激素依赖型哮喘、激素依赖型哮喘、激素低抗型哮喘;按病程分类,可分为急性发作期哮喘与缓解期哮喘。

(2)中医学分类:中医学对哮喘的辨证分型,主要依病人的年龄、体质、发病季节及病情演变的不同阶段和其感受外邪的性质而分型。

①寒喘型。亦为虚喘,以老年为多。症见咳嗽气喘,喉中痰鸣,面色㿠白,畏寒,痰稀色清,舌淡苔薄,白或白腻,脉浮紧。

②热喘型。亦为实喘,幼儿、青少年多见。常因寒郁化热、痰热阻肺所致。症见咳嗽不得卧,口干苦,身热汗出,痰稠,色黄不易咳出,大便干,尿赤,舌苔黄而腻,脉弦滑、数。

③肺气不足型。症见畏寒,盗汗,易外感风邪,咳嗽而喘,舌质淡,脉数细。

④肺脾气虚型。症见咳嗽气促,痰稀而清,畏风,食少纳差,便溏,舌质淡有齿痕,脉濡弱。

⑤肺肾两亏型。症见咳嗽气短,自汗畏风,动则喘息,伴腰酸肢软,舌质淡,脉细弱。

19.可引起哮喘的药物有哪些

药物性哮喘是一种特殊类型的哮喘,由于病因明确,一旦确诊可以有效地进行预防,因此药物性哮喘的诊断在哮喘的防治工作中具有特殊的重要性。这是因为随着临床用药种类的逐年增多,其哮喘发生率逐渐升高,其中有些药物甚至可以引起严重哮喘发作而导致死亡。尽管如此,人们对于药物性哮喘仍缺乏应有的重视和足够的认识。这不仅表现在许多哮喘病人不知道哪些药物可能诱发哮喘,因此处于一种随时都有可能发生药物性哮喘的危险状态,而且许多医生,尤其是非呼吸科医生 对于这个问题也未引起重视,这更是十分危险的。相反,如果我们的医师和病人都很清楚地知道哪些药物可能诱发哮喘,在日常生活中加以注意,就可以有效地避免药物性哮喘发作,因而这是一种十分有效而简便的防止哮喘发作的方法。

至今已发现可能诱发哮喘的药物有数百种之多,大致可分为以下几大类。

(1)解热镇痛药:主要包括阿司匹林和各种非甾体类抗炎药物,包括某些复合制剂。例如,阿司匹林、复方阿司匹林(APC)、去痛片(索密痛)、阿尼利定、氨基比林、安乃近、对乙酰氨基酚、感冒通、复方茶碱、复方氯苯那敏、抗感5号、保泰松、克感敏、速效感冒胶囊、吲哚美辛、布洛芬(芬必得)、甲芬那酸、氯芬那酸、吡罗昔康、双氯芬酸、烯氯苯乙酸、萘普生、非诺洛芬、酮洛芬等。

(2)抗菌药:青霉素、氨苄西林、头孢氨苄、红霉素、多黏菌素B、链霉素、新霉素、四环素、氯霉素、灰黄霉素、螺旋霉素、庆大霉素、林可霉素、卷曲霉素、两性霉素、复方新诺明、吡哌酸、呋喃妥因。病人原来可能有慢性支气管疾病,也可能有多种药物过敏史。有的病人可在用药过程中发生哮喘,如做过敏试验时诱发哮喘。诱发哮喘时常伴有其他过敏性疾病症状,如皮疹、喉部水肿、休克等。

(3)麻醉药及肌松药:硫喷妥钠、溴化泮库溴铵、普鲁卡因、利多卡因、可卡因、氯化箭毒碱等。

(4)含碘造影剂:发生率不到2%,注射0.5～1毫升含碘造影剂即可引起严重哮喘发作,甚至死亡。任何一种含碘的造影剂均可诱发哮喘,但以含有甲基葡胺的造影剂致哮喘发生率最高,如碘化油、乙碘油、泛影葡胺等。

(5)拟交感神经药物:异丙肾上腺素(喘息定)、肾上腺素、麻黄素,多与用药量大有关。

(6)β受体阻断药:普萘洛尔、氧烯洛尔、吲哚洛尔、噻马洛尔等。值得注意的是,据报告既往无心肺疾患的人应用较大剂量药也可发生哮喘。另外,喘息性支气管炎病人使用0.5%噻马洛尔液滴眼也会诱发严重支气管痉挛。

(7)蛋白酶制剂:ACTH、细胞色素C、脑垂体后叶提取物、链激酶、胰蛋白酶、α糜蛋白酶、抑肽酶、疫苗、抗病毒血清、胰岛素。

(8)胆碱制剂:乙酰胆碱、醋甲胆碱、毛果芸香碱、琥珀酰胆碱、依酚氯铵、新斯的明、加兰他敏。

(9)降压药:利舍平、甲基多巴、胍乙啶。

(10)三环类抗抑郁药:阿米替林、氯丙嗪。

(11)驱虫药:哌嗪、吡喹酮、喷他脒、枸橼酸乙胺嗪。

(12)组胺药:组胺、倍他司汀。

(13)抗结核药:对氨水杨酸、吡嗪酰胺、乙胺丁醇、乙硫异烟肼。

（14）抗心律失常药：奎尼丁、普鲁卡因胺、洋地黄、乙胺碘呋酮。

（15）抗胆碱药：山莨菪碱、阿托品。

（16）其他：曲克芦丁、ATP、氨茶碱、氯苯那敏、硫唑嘌呤、咖啡因、吗啡、去氢胆酸钠、硫氧嘧啶、可待因、华法林、巴比妥、维生素 B_6、维生素 K、樟脑酊、果糖、乙酰唑胺、西咪替丁、甘露醇、黄体酮、葡萄糖酸钙、色甘酸钠、氢化可的松（酒精制剂）、地塞米松、丙酸倍氯米松气雾剂等，均有诱发哮喘发作的可能。

20.咳嗽是哮喘引起的吗

咳嗽可以引起哮喘，即咳嗽性哮喘，又称咳嗽变异性哮喘，是指以慢性咳嗽为主要或唯一临床表现的一种特殊类型的哮喘。在支气管哮喘开始发病时，有 5%～6% 是以持续性咳嗽为主要症状的，多发生在夜间或凌晨，常为刺激性咳嗽，此时往往被误诊为支气管炎。咳嗽性哮喘的发病原因是错综复杂的，除了病人本身的遗传素质、免疫状态、精神心理状态、内分泌和健康状态等主观因素外，变应原、病毒感染、职业因素、气候、药物、运动和饮食等环境因素也是导致哮喘发生发展的重要原因。

（1）儿童发病率较高，已经发现 30% 以上的儿童干咳与咳嗽变异性哮喘有关，在儿童时期，咳嗽可能是哮喘的唯一症状，甚至是发展为支气管哮喘的一个先兆。在表现为咳嗽性哮喘的成人中，发病年龄较典型哮喘为高，约有 13% 的病人年龄大于 50 岁，中年女性较多见。

(2)多有较明确的家族过敏史或有其他部位的过敏性疾病史,如过敏性鼻炎、湿疹等。

(3)发作大多有一定的季节性,以春秋为多。

(4)临床表现主要为长期顽固性干咳,咳嗽可能是哮喘的唯一症状。常常在运动、吸入冷空气、上呼吸道感染后诱发,在夜间或凌晨加剧,体检时无哮鸣音,肺功能损害介于正常人与典型哮喘之间,皮肤过敏原试验可以阳性。

(5)支气管激发试验阳性,当出现阳性反应时,可以出现类似发病时的刺激性咳嗽,提示气道高反应性的存在;气道阻塞的可逆性试验阳性。

(6)主要以吸入糖皮质激素进行抗炎为主,具体治疗方案和吸入糖皮质激素的剂量可参考持续性哮喘的治疗方案。通常需要连续吸入 5～7 天,在气道炎症控制后,咳嗽症状可逐渐减轻或消失。一般的止咳化痰药和抗生素治疗无效,而用抗组胺药、β_2 受体激动药、茶碱类或肾上腺皮质激素可缓解。

21.哮喘发作的先兆及预防措施有哪些

(1)先兆:多数哮喘病人在发作前有一定的前驱表现,即预兆,常为鼻痒、喷嚏、流清鼻涕、眼痒、咽痒等,继而出现胸紧、咳嗽等。哮喘发作是否有先兆症状,一般来说取决于其发病诱因。有些病人因吸入某些致敏物质可突然起病,较多见的是在睡眠中突然惊醒后发病,这类病人无明显的先兆症状。但是,典型的支气管哮喘还是有先兆症状的,常见的有咳嗽,一般称其为"过敏性咳嗽"。据研究发现,这类病人的咳嗽因过敏、感冒、气温变化或吸入某些特殊气味等刺激而发生,有的咳嗽可在短期内诱发,有的咳嗽可经过数月或1年以上才发展成典型的支气管哮喘。还有胸闷、伤风感冒症状,以及过敏性鼻炎症状,如持续打喷嚏、流清水鼻涕、鼻部发痒、眼部发痒、流泪等;有些女病人在月经前3~4天出现乏力、咳嗽而发病,可能与经前期孕激素下降有关;小儿在发作前可有躁动不安或少动、精神差等,如过敏性哮喘患儿多有搓眼、揉鼻、流涕、打喷嚏等。而感染所致哮喘可有咽痛、发热、咳嗽症状。通常,从出现先兆症状到哮喘发作被称为先兆期。先兆期长短不一,可以是数秒钟、数分钟甚至数日以上,但大多在数分钟内发病。一般来说,哮喘病人大都有发作病史,即使是夜间发作,若仔细观察,有的也能预测到,如出现连续数日的咳嗽等症状,结合过度疲劳、月经期前后,天气突然变化、哮喘好发季节等诱因,从而可明确为先兆期症状,此时积极治疗,对控制哮喘发作是很有意义的。

(2)预防措施:针对不同病人可采取不同的预防和治疗措施,如充分的休息,对过敏性咳嗽既要避免接触过敏物质,也要注意应用止咳化痰、抗过敏及扩张支气管等药物。对每月必发作的女病人,经量也不多者,可考虑适时地应用黄体酮,有时可阻止严重的经前期哮喘发作。

当然,每个病人每次发作方式都可能不一样,先兆症状也可能都不一致,要善于观察,总结发病的特点,才能有效地预防和治疗。积极控制哮喘的前驱表现,可降低哮喘的患病率和减少哮喘的复发。

22.哪些情况可能是哮喘

(1)儿童哮喘:各年龄组儿童哮喘有不同的临床表现,分为5岁年幼儿组和大于5岁年长儿组。5岁年幼儿童发作前先兆症状不明显,但常有明显的诱发因素,如上呼吸道病毒、肺炎支原体和衣原体感染等,环境刺激物和变应原暴露、运动,过强的情绪表达(如大笑和大哭)等。主要表现为咳嗽、喘息、呼吸短促和胸闷,可有喂养困难及吸奶时喘鸣加重。患儿不喜欢运动和游戏,并可因存在尚未明确诊断和(或)治疗的鼻炎、鼻窦炎和胃食管反流等疾病而导致哮喘反复发作。大于5岁年长儿童发作前常有先兆症状,如打喷嚏、流涕、咳嗽、胸闷等,伴随症状有疲劳和夜间憋醒。如不及时处理,可因支气管阻塞加重而出现呼吸困难,严重者被迫采取坐位或呈端坐呼吸;干咳或咳大量白色泡沫痰,甚至出现发绀等。喘息常在夜间和(或)清晨发作、加剧,一般可自行缓解或用平喘药物等治疗后缓解。某些患儿可在数小时后再次发作,甚至再次导致重度哮喘的急性发作。

(2)老年支气管哮喘:发病机制与年轻人支气管哮喘相似,但由于长期吸烟、反复的呼吸道感染,使老年人更易发生哮喘。老年哮喘合并呼吸道感染多见,主要症状是咳嗽、咳痰、胸闷,并且夜间气喘症状明显多于非老年组哮喘。常见的基础病是慢性支气管炎、肺气肿、肺心病,发作的诱因以感染为主。在老年支气管哮喘组,常见的诱发因素以呼吸道感染为首,其次为受寒及过度活动。说明老年人支气管哮喘的发作诱因与年轻人不同。

23.支气管哮喘与慢性支气管炎有哪些不同

(1)支气管哮喘:支气管哮喘是一种广泛的、外周性的、短期发作的肺内气道阻力增加的疾病。以气道反应性增高为特点的气道慢性炎症。支气管哮喘特点:①反复发作性喘息、呼吸困难、胸闷或咳嗽,多与接触变应原、冷空气、物理或化学性刺激、病毒性上呼吸道感染、运动等有关,如儿童急性病毒性支气管炎后就会出现反复发作的喘息。②发作时双肺可闻及散在或弥散性以呼气相为主的哮鸣音,呼气相延长。③上述症状可经治疗缓解或自行缓解。④症状不典型者应至少具备以下一项试验阳性:支气管激发试验阳性;支气管舒张试验阳性或 1 周强化平喘治疗阳性,口服泼尼松 20～30 毫克/日,一周后复查第一秒钟用力呼气容积,改善率大于或等于 15% 为阳性;最大呼气流量昼夜波动率大于或等于 15%。⑤除外其他疾病所引起的喘息、胸闷和咳嗽。

(2)慢性支气管:慢性支气管炎是慢性、反复发作性、有一定量的支气管分泌物咳出的疾病。另外,慢性阻塞性支气管炎既有慢性支气管炎,又有广泛的气道狭窄、阻塞,而引起气道阻力增加。慢性支气管炎特点:①反复咳嗽、咳痰伴发喘息及哮鸣音为主要症状。②部分病人肺部可闻及湿啰音,但大部分病人听到哮鸣音及呼气延长。③胸部 X 线检查早期常无异常表现,随着病情加重可出现两肺下野纹理增多,有时因支气管黏膜增厚而出现"轨道征"。④第一秒用力呼气容积减低,闭合容积增加,流速-容量曲线减低、嗜酸性粒细胞可增多。⑤应用抗生素、止咳、祛痰等药物治疗有效。

24.哮喘急性发作需要紧急就医和住院治疗吗

哮喘虽然是慢性疾病,但常常会急性发作,因严重急性发作造成威胁生命的情况屡见不鲜。一般哮喘急性发作经过及时、正确的治疗,大多数病人可迅速得到控制。但是,有的病人却会发生危及生命的严重情况,其原因固然是多方面的,如接触诱发因素、治疗不当等,但是对发作时病情危重性估计不足和不能及时就医则是其中重要的原因。例如,部分哮喘病人由于久病,以为自己能够在家用药控制急性发作,而不必去医院就诊。但是对哮喘的发作缺乏足够的认识,尤其对哮喘急性发作会威胁生命的严重性认识不足,并且对每次急性发作的严重程度缺乏正确的估计,因此往往失去及时就医的机会,或者在垂危状态下被送到医院,这对病人来说是非常不利的。

总之,首先应该判断发病时的严重程度,如果哮喘急性发作属于中度或重度者则在家中紧急使用舒张药,如 β_2 受体激动药(沙丁胺醇或特布他林)后就应立即到医院就诊。尤其应指出的是,部分病人可能对自己的病情不易做出客观分析,因此除可使用峰速仪做最大呼气流速测定以帮助病情判断外,应该及早与医务人员取得联系。

如果哮喘急性发作时症状并不严重,但在初步用药后症状未见改善和缓解,甚至需要不断增加用药剂量和用药次数,即应警惕可能出现病情加剧,特别是如果在家中不便于仔细观察和进一步用药，或者住地离医院较远，一旦病情加剧往往难以迅速抵达附近医院，在上述情况下均应及早到医院就诊，以免因延误治疗而造成不测。千万不要在家中反复用药无效，甚至出现喘促严重、发绀、嗜睡乃至不省人事时才被匆匆送往医院治疗。因为此时病情已属危重，随时有可能在路途中出现意外，而且在家中不规则用药，更容易增加以后治疗和抢救时用药的困难。

此外，哮喘病人过去曾有下列情况之一者，要高度警惕严重哮喘急性发作的可能：①以往曾长期应用糖皮质激素类药物如泼尼松、地塞米松，或刚停用该类药物者，因为此时可能有自身的肾上腺皮质功能低下，容易出现难以控制的严重发作。②最近1年来曾因严重哮喘而急诊或住院抢救者，表示哮喘病情严重，且容易反复。③心理和精神因素不稳定者往往难以客观判断病情，且焦虑、烦躁等本身更易促发或加剧哮喘。④严重的急性发作。⑤对舒张药反应迟缓，且不能维持3小时。⑥需要在3～4小时吸入β_2受体激动药，连续24～48小时以上。⑦口服糖皮质激素治疗2～4小时未见症状改善，预示病情进一步加重。

25. 如何识别过敏原

现代医学发现，有些过敏体质的人在吸入尘螨、花粉、冷空气以后，或摄入鱼虾、芝麻、贝壳类、坚果类、奶制品甚至小麦制品以后，会引起支气管壁水肿，同时产生黏性大的分泌物，痰涎积聚于支气管内，产生哮喘。还有一些有气管炎症反复发作的病人虽然与过敏无关，但是产生哮鸣的原因也是痰阻气道。病人试图通过咳嗽,也就是支气管壁的平滑肌收缩来达到排痰的目的,初期有效,时间长了或者痰涎过多排不胜排的时候,就像过度奔跑的运动员会出现抽筋一样,支气管壁的平滑肌因为过度收缩而出现痉挛、肿胀,反而会加重呼吸困难、加重哮喘。

(1)识别过敏原的方法:医学上将诱发过敏性疾病暴发的抗原性物质称为过敏原。以下几点可能帮助你认识自己的过敏原。

①注意在症状比较明显时的周围环境和物体,如果每次发作都与一固定物质和环境有关,它可能就是过敏原。

② 如果你出差到外地没有过敏症状而在本地却有,应注意本地与外地环境的区别。

③睡眠时打喷嚏,流清水涕,可能与你的床上用品甚至床的材料有关。

④注意有没有反酸或经常嗳气,有研究表明食管反流可能与过敏性鼻炎有关系。

⑤有些人可能过敏因素很多,在冷空气或稍有异味的刺激下都可以诱发过敏症状。

⑥到医院进行过敏原试验,可以对包括花粉、豚草、尘螨等很多种物质进行相关测试,以检验出过敏原,多采用皮肤试验(划痕、皮内及接触法等)。

⑦过敏因素可能为一种,也可能为多种,其中多种占大多数。

(2)过敏原种类:由于物种的数量成千上万,因此每一位过敏病人可能都是由不同的抗原性物质引起(图5)。目前,临床将常见的过敏原归纳为以下几类。

①通过呼吸引起过敏的抗原性物质——吸入性过敏原。如花粉、柳絮、粉尘、虫螨、冷空气、动物皮屑、油烟、各种香料、汽车尾气、煤气、香烟等。

②通过饮食引起过敏的抗原性物质——食入性过敏原。如海鲜、异体蛋白、奶制品、豆制品、鸡鸭、牛羊肉、大米、面粉、香油、香椿、葱、姜、蒜、动物脂肪、酒精,以及桃子、梨等各种水果,干果,蔬菜,蜜饯,部分抗菌类制剂、消炎药、解热镇痛药等。

壁虱及其尸体、粪便等
是最大的过敏原

包含室内壁虱及其尸体和
各种灰尘在内的各种居室尘螨

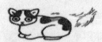

狗、猫、兔、仓鼠
的毛垢、尿液等

杉树、柳树等植物的花粉

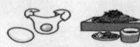

荞麦、鸡蛋、小麦粉、大豆、
虾蟹、牛肉有时也会成为过敏原

图 5　主要过敏原示意图

③通过触摸引起过敏的抗原性物质——接触性过敏原。如化妆品、染发剂、油漆、冷空气、热空气、紫外线、辐射、化妆品、洗发水、洗洁精、染发剂、肥皂、化纤用品、塑料、

金属饰品(项链、手链、表带、戒指、耳环)、细菌、真菌、病毒、寄生虫等。

④其他过敏原。如注射药物青霉素、链霉素、异种血清、精神紧张、工作压力等,甚至有许多的病人根本不能确定具体的过敏原。

26.查找过敏原有哪些方法

医学上将诱发过敏性疾病暴发的抗原性物质称为过敏原。为进一步明确或排除由病史提示的致使发作的致敏物质,同时为变应原的避免和有效的脱敏治疗提供准确的依据,要求医生对病人做变应原检测。目前变应原检测方法主要分为体内试验和体外试验。

(1)体内试验:体内试验主要包括皮肤试验和变应原激发试验。皮肤试验是临床上检测变应原最常见的方法,由于诊断试剂的逐渐标准化和规范化,皮肤试验的准确性和特异性也越来越高。皮肤试验可以证实或排除导致过敏反应的因素,如气传过敏原、食物过敏原、某些药物和动物毒素等,是过敏性疾病优先选择的诊断试验。目前,广泛使用的皮肤试验方法有皮内试验和皮肤点刺试验。变应原激发试验一般以研究为目的,对相关疾病进行临床评估。

①皮内试验。皮内试验是皮肤试验的经典方法。近年来,由于此法较烦琐,有一定痛感,不适合于小儿病人,已经逐渐被点刺试验所取代。

②皮肤点刺试验。皮肤点刺试验是用特制的点刺针将皮肤浅层刺破,使变应原浸液与皮肤内的致敏肥大细胞作

用而诱发局部反应。方法是先在受试者前臂屈侧消毒的皮肤上滴一滴变应原浸液,然后用消毒的一次性点刺针在滴有浸液的皮肤中央垂直刺入皮肤浅层,针尖刺入的深度以刺入真皮层又不引起出血为宜。2~3分钟将皮试剂擦去。15~20分钟观察结果。试验时应同时做阴、阳性对照,一般用组胺做阳性对照,生理盐水做阴性对照(图6)。

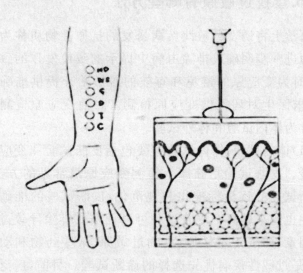

图6 皮肤点刺试验

③变应原激发试验。变应原激发试验是指将一些小剂量的变应原与靶器官(如眼、鼻、支气管、消化道等)相接触,继而通过靶器官的功能改变或激发产生的临床症状来确定致敏原,并且可以了解器官的反应性。激发试验可以通过不同的途径进行,如吸入、食入、注射、接触等。

体内试验的局限性：体内检测法常受到一定的限制。当病人有下列情况之一时不适合进行体内试验：一是估计体内试验可能引起严重反应，如哮喘发作严重期；二是严重皮炎和（或）广泛皮肤病变；三是病情较重不能停用抗变态反应药物；四是皮肤划痕症病人；五是皮肤反应差的老年人及3岁以下儿童等。

（2）体外试验：即血清中变应原特异性 IgE 检测。其检测是根据免疫学原理测定病人血液对相关变应原的特异性。

以上所说的皮肤试验和血清学试验都有一定的局限性，因此对一些病史和症状、体征都比较典型又查不出致敏原的病人，应重视生活和工作环境情况，从中筛选出引起过敏的物质，病人本身也要仔细观察和注意这方面的变化，医生应注意结合病史及变应原检测结果进行病因判断。

查过敏原前1周不能喝酒，需要停抗组胺药3～5天后，全身用激素应停1周后。

27.哮喘能根治吗

哮喘与其他疾病不同，由于其发病原因复杂，发病机制也尚不明确，所以目前没有可靠的根治办法。但是，合理的治疗往往可以达到预防发作的目的，而且哮喘的防与治紧密相关。现行的治疗目标，是尽可能减少发作次数，减轻发作程度。小儿哮喘比成人哮喘有好的方面，就是若在青春发育期前将哮喘控制到两年不发作，就有望在青春发育期将哮喘控制。不过对于停止发作的患儿，虽然临床已无症状，但有的仍有气道高反应性，如遇到冷空气或刺激性气体时易诱发。如果是成人病人,经系统、正规治疗,生活质量也有可能大大提高。多数病人经过一段时间的合理治疗,症状可以完全消失,有的病人数月甚至更长时间内不发作,但这并不意味着已经治愈,只能认为是哮喘的缓解期。这时,一定要配合医生接受长期的缓解期治疗方案,按照此方案经过一段时间的系统而正规的治疗后,可以延长哮喘发作的间隔时间,缓解期可能延长数月甚至1~2年。许多病人此时往往误认为自己的病已经治好了,从而放弃治疗,这样实际上是陷入一种误区。

目前一般认为,哮喘的缓解期达3年以上,结合气道反应性检查恢复正常,可以认为是临床治愈。在达到这个标准之前,病人应该继续配合医生的治疗,持之以恒,并配合积极的预防措施,才能达到最佳疗效。要提醒病人,哮喘临床治愈不等于根治。由于哮喘容易复发,所以即使哮喘达到临床治愈标准,仍应采取相应的预防措施,以免复发。

28.哮喘的预后与哪些因素相关

哮喘是一种遗传性的反复发作的慢性疾病,难以治愈。因此最理想的预后是停止治疗后长期没有哮喘症状和气道反应性恢复正常。但在临床实践中,气道反应性恢复正常的比例较少,较为理想的预后则是没有哮喘症状,但存在一定程度的气道高反应性,而这样的状态则意味着,在某种激发因素的刺激下有可能再度引发症状。哮喘的预后往往与病人的起病年龄、病情轻重、病程长短、有无特应征及是否接触过敏原等有关。合理的治疗及病人配合治疗的程度,与哮喘的转归和预后关系重大。病人经规范化治疗,大多数可达到临床控制,尤其是儿童的临床控制率可达 95%。相反,病人若症状未能控制,反复发作,出现气道重构,或并发慢性阻塞性肺病或呼吸衰竭,则预后较差。关于哮喘的治愈问题目前尚无标准,但长期(至少 3 年以上)无哮喘症状甚至终身未再度发生哮喘可视为治愈。影响哮喘预后的因素很多,除了遗传外,主要有病人的年龄、起病年龄、病程长短、发作频度、哮喘类型、是否有特应性素质、病情严重程度、治疗是否合理、有无并发症、气候、地域、生活和工作环境、饮食习惯、精神和心理状况,以及发育、妊娠等。哮喘的转归和预后因人而异,对病人进行预后评估需考虑以下因素。

(1)有特应倾向者:有湿疹、过敏性鼻炎、过敏性肠炎等病史,或对食物、药物过敏,或有家族过敏史,有反复发作倾向,治疗较为困难。

(2)起病年龄:哮喘病人发病年龄与预后密切相关,2 岁以内患病者比 2 岁以后患病者预后差。婴幼儿期发病,而且反复发作迁延至长大成人的病人预后较差;儿童哮喘可随年龄的增长症状逐渐减轻或消失,70%～80% 的哮喘患儿可在发育期症状完全缓解,缓解期可长达数年至数十年,甚至终身不发作。

(3)病情严重,反复发作,病程冗长者:这些病人常有多种激发因素存在,疗效较差,往往有并发症。

(4)不同的哮喘类型与预后有一定关系:一般情况下,某些起病较晚而且是季节性发作的变应性哮喘病人预后较好;职业性哮喘预后较好;感染性哮喘、阿司匹林性哮喘预后较差;常年性哮喘预后较差;糖皮质激素依赖性哮喘病人的病情往往较重,激素减量及停用可使其发作,有些病人的激素用量很大,出现一系列激素引起的不良反应,如高血压、糖尿病、溃疡病、骨质疏松,使治疗相互矛盾,困难很大。若长期反复发作而并发慢性阻塞性肺病、肺源性心脏病者,预后不良。

(5)治疗不合理者:许多哮喘病人由于对本病一无所知或由于经济问题,很少到医院诊治,发作时自服消炎、止咳药,延误合理治疗的机会,到已有并发症时才找专科医师,另外有些医师对哮喘综合治疗方案也不尽全知,治疗措施不甚合理,哮喘难以完全控制而反复发作,使预后较差。

(6)有并发症的哮喘病人:哮喘发作时的急性并发症如气胸、纵隔气肿、呼吸衰竭等,严重者可造成死亡,慢性并发症如肺气肿,肺心病等可加重病情,使治疗效果不理想。

(7)诱发因素未发现或难以去除者:可激发哮喘的因素数不清,有些难以发现,比如空气中的成分非常复杂,有各种各样的相关粒子,许多是未知的。另外,用于皮试及脱敏治疗的变应原浸液仅数十种,远未包括所有致敏原。由于未发现的激发因素持续起作用,哮喘可能反复发作,病情逐渐加重。

(8)支气管反应性:目前采用测定支气管反应性作为判断哮喘的病情轻重和预后的客观指标,一般气道反应性越高,哮喘的严重程度越重,预后越差;反之,则较好。

29.哮喘为什么多在春秋季和气候骤变时发作

气候是由气温、湿度及气压等因素构成的,不同的季节有着各自的气候特点。对于哮喘病人来说,有的人可以在不同的季节反复发病,而有的人则仅仅在同一季节发病。另外,从哮喘发作与气候变化的关系来看,构成气候的诸因素均可能与哮喘的发病有关。

(1)气温:气温的变化对人体来说是一种刺激因素,尤其是哮喘病人的气道呈高反应性,因此对气温的突然变化十分敏感,正如他们在吸入煤气或其他刺激性气体后,会引起哮喘发作一样。以地处温带地区的华东地区为例,有关的调查研究表明,哮喘病人50%以上的发作时间恰好是春秋两季,特别是秋季的发病最集中。有关调查还表明,哮喘病人最容易发病的时候是在日平均气温21℃左右的日子里,这时大约有70%的哮喘病人会引起发作,而日平均气温21℃正好相当于季节的交替时期,上半年是春末夏初,下半年是夏末秋初。前者从日平均气温15℃渐升至21℃,哮喘病人逐渐增多;后者从日平均气温25℃逐渐下降到21℃,同样随着气温的下降而使病人增多。这说明哮喘病人对气温的转变特别敏感。此外,还应考虑到在气温21℃时,大气中的花粉、螨虫、空气污染等也可能是重要的诱因。总之,哮喘的发作可能是气温变化与某些过敏原或其他非致敏原综合作用的结果。

(2)湿度:湿度太高可影响体表水分的蒸发,并因此而以呼吸加快进行代偿,这会加重哮喘的发作;肺功能检查也可观察到气道阻力的增高。湿度太低,可使呼吸道黏膜干燥而引起哮喘发作。运动性哮喘可因气道的干燥而使症状明显。一般认为最理想的湿度应为40%～60%。同时,细菌、尘螨及真菌在潮湿的空气中容易生长繁殖,这样一方面使病人容易感染,另一方面使灰尘中的细菌、尘螨及真菌等易生长繁殖而更具有抗原性,对哮喘病人极为不利。

(3)气压:气压低时各种过敏原如花粉、真菌、细菌、灰尘及工业性刺激物等不易飘散或高飞,因此容易吸入而引起发病。此外,气压的突然下降可使支气管黏膜上的细小血管扩张,尤其是哮喘病人的血管舒张性极不稳定,结果可使分泌物增加,支气管管腔变小及痉挛等。

(4)空气离子浓度:一般情况下,空气中的阳离子多于阴离子。研究发现,空气中的阳离子可使血液碱化,引起支气管平滑肌收缩,对哮喘病人不利。而阴离子可使支气管纤毛运动加速,使支气管平滑肌松弛。所以,当气候变化伴有空气中阳离子浓度增高时,哮喘发病的概率就会增加。相反,如果1立方厘米空气中含有10万～100万个阴离子时就具有防治疾病的作用。

30.中医学是怎么认识哮喘的

肺主气,司呼吸,激清扬浊,吐故纳新,是为常态。如果呼气不利,吸气不畅,就会出现哮喘,此为病态。简单地说,哮是呼气的时候发出鸣响,喘是吸气的节奏加快。一呼一吸,病本不同,两者如果同时出现,就称之为哮喘。

哮是呼喊的意思,《集韵》:"哮,呼也。"本意是指野兽的嚎叫，《说文》把哮解释为野猪的惊叫。《通俗文》说："虎声谓之哮唬。"杜甫有"熊罴哮我东，虎豹号我西"的诗句。反正哮不是正常人能发出的声音。人能发出这种不正常的哮鸣，是由于呼气受到了阻碍、挤压，产生了高频的尖锐的声音。人们所熟悉的鼾声，也就是呼噜声，是鼻、咽部气道被堵塞以后引起的。当深部气道包括气管、支气管、肺泡出现阻滞的时候，哮鸣就产生了。

喘是吸气节奏加快，《说文》："疾息也。"剧烈运动的时候，高原反应外部缺氧的条件下，人们呼吸节奏自然会加快。但是平素状态下，吸气节奏加快，那就是病态了。严重的时候，病人张口抬肩，不能平卧。

出现喘的原因，有的与哮相同，如痰阻气道，气管本身痉挛，肺泡被堵塞，这些属于邪气实，清除了痰浊瘀血，清气得以深入，自然就不用喘了。另外的原因属于正气虚，也就是肺的吸纳功能出现了问题，如气胸，由于空气进入胸腔，使肺叶受压萎缩，无法正常进行气体交换，出现急促喘息的症状。

哮喘的治疗应该本着"急则治标，缓则治本"的原则。哮喘发作的时候，应当以表实为主，要先辨寒热，以攻邪治标；缓解期则以本虚为主，应细辨肺、脾、肾的虚实及阴虚阳虚，以扶正固本。明代医家就已提出了"发时治肺、平时治肾"的治则，提示了补肾是哮喘"治本"的关键。对于许多常年反复发作、缠绵不愈的慢性哮喘则可标本兼治，只是应在治本方面和治标方面有所侧重而已。临床医生应细心辨证施治，才能把握住治标、治本和标本兼治的原则。

31.哮喘猝死的常见原因有哪些

哮喘猝死是指在哮喘发作 2 小时内突然死亡的病例。其原因是多方面的,往往是来不及救治而死亡,因此预防哮喘猝死至关重要。

(1)哮喘持续状态,由于治疗无效而导致严重呼吸衰竭。

(2)严重的哮喘使弥漫性气道黏液填塞,通气不足。

(3)药物应用不当,属医源性,如茶碱中毒、大量茶碱和大剂量 β_2 受体激动药并用,激素依赖性哮喘,平喘药物骤停等。主要因长期应用肾上腺皮质激素,病人的垂体-肾上腺皮质轴受抑制,肾上腺发生萎缩。此时,若突然减量或停用激素,尤其遇到感染等应激时,病人内源性皮质激素严重不足,导致肾上腺皮质功能衰弱或病情突然恶化而猝死。

(4)哮喘持续状态并发呼吸道感染,由于炎症和炎性分泌物的影响加剧哮喘病情。

(5)哮喘持续状态并发左心衰竭,因肺水肿加剧哮喘病情,促使心肺功能恶化。

(6)致命性心律失常。发生严重心律失常的原因有:缺氧、高碳酸血症、电解质紊乱、β_2 受体激动药对心脏的毒性作用,若原有心脏疾病和心律失常的基础则更易诱发致命性心律失常而死亡。

(7)其他因素,如持续支气管哮喘可并发张力性气胸、纵隔气肿、心包积气、肺水肿、急性呼吸衰竭等,均可致猝死。此外,有些病人的死因可能与过量应用镇静药或麻醉药有关。近些年来,也有人认为病人的心理因素,如过度的惊恐、烦躁不安也是导致哮喘猝死的原因之一。

根据以上猝死的原因分析,其中多由于呼吸衰竭引起。哮喘持续状态不能缓解可导致呼吸肌无力;暴发性哮喘所致气道内黏液阻塞,弥漫性肺不张形成窒息;或在哮喘持续状态下,并发呼吸道感染激发气道的高反应和气道痉挛,加剧阻塞性通气功能障碍。此外,由于茶碱和 β_2 受体激动药过量所致的心肌兴奋性增高导致室性心律失常、室颤等也是引起猝死不可忽视的因素。

32. 哮喘病人影响怀孕吗

患哮喘的妇女顾虑能否正常怀孕及分娩,并担心怀孕后哮喘频繁发作会不会影响母子安全。大量资料足以表明,多数哮喘的孕妇哮喘发作的次数与严重程度大致与怀孕前相似。一般孕期哮喘发作并不影响妊娠的进展,故无须终止妊娠。患哮喘的妇女心肺功能正常,可怀孕和分娩,一般不会造成胎儿病变。新生儿出生的体重与正常妇女分娩的新生儿无明显差别。但长期慢性哮喘的病人由于其心肺功能受到严重影响,不能承受妊娠和分娩的负担,故不宜怀孕。一旦怀孕,在分娩时要采取适当的助产措施,缩短产程,减轻产妇负担,以保证安全分娩。有的病人因机体重度缺氧及全身功能紊乱,会危及母体及胎儿的健康,甚至威胁生命。

综上所述,哮喘病人是可以怀孕的,大部分孕妇可以顺利分娩,但在怀孕过程中应注意尽可能预防其发作。一旦妊娠期哮喘发作,应及早去医院求得医生的指导与治疗。

33.哮喘对胎儿有哪些影响

哮喘对胎儿的影响主要表现在以下3个方面。

（1）哮喘发作时对胎儿的最大危害是低氧血症和呼吸性碱中毒。胎儿对母体低氧血症耐受性很低,当母体血氧分压为8千帕（60毫米汞柱）时则对胎儿有危险;母体发生呼吸性碱中毒会进一步加重胎儿的低氧血症。现已明确,如果孕妇的哮喘得不到有效控制而产生缺氧,对于胎儿在宫内的生长发育会产生严重的危害。已有临床研究表明,严重哮喘孕妇中早产儿、低体重儿,以及新生儿呼吸窘迫、高胆红素血症、畸形的发生率显著升高。

（2）重度哮喘的孕妇如果全身大剂量、长时间应用糖皮质激素,以至于生产激素依赖性的胎儿,很容易发生胰岛素依赖性糖尿病、早产、羊膜早破及低体重儿。

（3）某些治疗哮喘的药物对胎儿可能产生不良影响,如茶碱超过一定血浓度,会使胎儿心动过速、紧张不安等。

34.哮喘病人应当怎样进行妊娠期管理

妊娠期哮喘是哮喘管理中的一种特殊情况,病情变化是复杂的,是影响妊娠期妇女及其胎儿的主要医学问题之一。回顾性研究显示,大约1/3女性哮喘病人孕期病情加重,1/3病人病情好转,1/3病人病情无特殊变化。在这一特殊时期,既要控制哮喘,使孕妇顺利度过孕、产期,又要避免药物对胎儿的危害。因此,对于妊娠期哮喘进行合理的管理和治疗对孕妇及其胎儿的健康都非常重要。

（1）孕妇及其家属应充分了解妊娠期哮喘管理的重要性。

（2）准确检测哮喘病情变化，正确用药，特别是应正确掌握吸入疗法。

（3）妊娠期间动态监测峰值呼气流速，每天至少定时测量一次峰值呼气流速（如早晨 6～7 时），并记录哮喘日记，这样不但可用以监测、评估哮喘病情变化，而且有助于发现和识别引起哮喘发作的诱发因素。更准确的做法是哮喘孕妇每天测定呼气高峰流量变异率，这样可以更好地反映病情的稳定性。

（4）根据既往哮喘发作规律，结合峰值呼气流速变化规律，在明确变应原基础上，努力避免接触各种可能诱发哮喘的因素，如减少室内尘螨，避免接触动物羽毛、皮屑、花粉、真菌等。避免被动吸烟，预防感冒，忌用可能诱发哮喘的药物。这些措施可以改善母亲身体状况，减少哮喘治疗药物的应用。

（5）缺氧者及时给氧治疗。

（6）药物治疗原则是，一方面必须选择有效药物抑制哮喘发作，另一方面又必须注意所用药物不能危及胎儿的生长发育。但是长期以来，无论是临床医师还是孕妇及其家属往往过分强调妊娠期间用药治疗哮喘可能对胎儿产生某些危害，对此顾虑重重，而往往忽视了哮喘本身，尤其是重度缺氧对于孕妇和胎儿生长发育可能发生的巨大危害。

（7）对病人进行哮喘知识的普及教育是控制哮喘非常重要的措施之一。应当告知哮喘病人有关哮喘的知识和防治哮喘的技能,如自我监测哮喘症状,正确使用吸入装置,遵循哮喘的长期治疗方案,不养宠物(至少不让宠物进卧室),发现哮喘加重征象并能及时处理等。

35. 哪些吸入物可诱发哮喘

引起过敏性哮喘的原因有很多,除尘螨是过敏性哮喘的常见过敏原之外,还有哪些过敏原可引起哮喘呢?吸入性致敏物大多来自生活环境,对诱发过敏性哮喘至关紧要。

(1)花粉:植物花粉可以导致过敏反应,花粉飘散在空气中,其种类繁多,数量惊人,一株玉米平均可以产生5 000万粒花粉。花粉在空气中散播,常有一定的季节性与地区性。有的花粉,如松、杉类花粉,常有气囊,可随风飘到1 700千米以外的地方;而草本植物花粉,如小麦在其生长的地里花粉含量占90%,而在距播散地外300米,已降至0.2%,因此花粉的播散有一定的区域性特点。

(2)动物皮毛:如猫、狗、马等产生的皮屑、尿、唾液,都可能使人发生过敏反应。哺乳类动物的上皮脱屑,有更强的致敏作用。具有过敏体质的人并不一定需要与动物直接接触,只要进入有这些动物的环境中即可以发病。发作症状轻重不一,可以从轻微不适到严重的窒息性哮喘。目前,家庭饲养猫狗宠物的很多,有些儿童在学校容易有哮喘发作,原因可能是通过同学之间的交往,间接接触了别人家中饲养的猫、狗。

(3)真菌:真菌属于植物,但并无根、茎、叶,只能过寄生或腐生的生活,能进行有性与无性繁殖,能产生孢子与菌丝。真菌为吸入性抗原,对有过敏体质的人可以引起过敏反应。真菌很容易在潮湿多雨及近海地区繁殖,在温度适宜、有一定湿度的环境中,真菌显然增多,故在夏季或梅雨季节,真菌引起过敏的情况会加重,但其季节性并不像花粉那样分明。

(4)蚕丝:在我国,尤其在南方地区未经加工处理的蚕丝,应用较广,因其未经处理,故有较强的致敏性。由于冬季使用丝棉较多,因此冬季发病也多,如常年用丝棉作枕芯、床垫等,则可经常发病。其症状是在接触丝棉几分钟内,即出现流鼻涕、打喷嚏、鼻痒、鼻塞,也可能发生眼结膜充血、眼痒、流泪、荨麻疹,甚至哮喘发作。

(5)蟑螂:蟑螂是家庭中常见的昆虫,其粪便及被蟑螂沾染过的食物,都可能带有过敏原,由此引起哮喘。

(6)羽毛:陈旧的鸡、鸭、鹅、鸽的羽毛,可以引起呼吸道过敏反应,可能是其中有一些过敏物质,但亦不能排除陈旧羽毛中容易有灰尘、螨虫、真菌的混杂,而引起过敏。

另外,工业刺激性气体,如煤烟、二氧化硫、硫酸、煤气、氯气、氨、沼气等,烹饪时的油味、烟及桐油、油漆气味等,也可刺激哮喘发作。

36.哮喘病人病史的重要性何在

哮喘的诊断应以临床资料、实验室资料等进行综合判断。就目前而言,虽然有众多的实验诊断项目,但没有一项是特异性强的"金指标",包括气道反应性测定(部分慢性阻塞性肺病病人和长期吸烟者气道反应性亦可增高)。因此,仔细询问,收集临床病史,包括喘息症状的突然发作性、可逆性、可自行缓解或经平喘治疗后缓解等相关病史,对哮喘的诊断就显得非常重要。

就诊于急诊室的急性发作期的病人,大多依靠症状、体征即可判断。但在门诊就诊的初诊病人哮喘往往处于缓解期,其中不乏没有任何哮喘临床表现的病人,只能从病人的病史中去收集线索。即使某些病人有些喘息症状和体征也难以据此诊断病人是哮喘病,因为喘息症状绝非仅在哮喘病人中出现。其他疾病包括慢支、慢性阻塞性肺病,甚至心血管疾病也会有哮喘样症状,而胸闷、咳嗽等,更是呼吸系统疾病的常见症状。哮喘最具特征的体征——哮鸣音,也会在慢性支气管炎、慢性阻塞性肺病等病人中出现,儿童因急性支气管炎、毛细支气管炎甚至有些肺炎也会产生哮鸣音。

因此,判断就诊者是否患有哮喘,病史分析是非常重要的,尤其是对于那些没有任何症状和体征的就诊者,病史的收集、分析显得格外重要,因为医生往往只能根据病人对自己病情的叙述来加以分析和判断,虽然也可借助于气道反应性测定或支气管扩张试验协助诊断,但这也仅作为诊断的支持,而非诊断的凭证。特别是缺乏这类测试手段的基层医院,病史分析就显得更为重要。因此,对于初诊的缓解期病人,详细询问和收集病史极为重要,是做出哮喘诊断并及早采取规范化治疗的前提。病史不仅对哮喘的诊断和治疗十分重要,对于哮喘的预防也很重要,病史可以帮助医生追溯和分析病人的诱发因素,以指导病人如何预防。

对已经明确诊断的哮喘病人,病史可以帮助评估病人病情的严重程度,以制定治疗方案,尤其对于那些所谓"老哮喘",他们往往有自己的治疗主张,收集这些病人的病史,可以了解其是否已进行规范化治疗(尤其是常规吸入糖皮质激素的用法、用量),依从性如何,为医生制定治疗方案和指导病人配合治疗提供帮助。

37.哮喘与气温和湿度变化有关吗

气候及环境的变化对人体是一种"应激",气温的突然变化,可能成为一种刺激因素,引起哮喘立即发作。有人对我国江南和华东地区的哮喘病人做了分析发现,50%以上病人的发作集中在上半年4月下旬及5月,下半年则在9月下旬与10月。如果以平均气温来划分季节,以候(5天为1候)平均气温在10℃~20℃为春秋季,那么哮喘正好发于春秋季,特别以秋季的发病最为集中。国外有人对300例哮喘病人的发病进行了分析,也证实秋季的发作最多,春季次之。根据夏廉博2年的观察,发现哮喘病人最容易发病的时间是在日平均气温21℃左右的日子里,这时大约有70%的哮喘病人会发作。日平均气温21℃正好相当于春、夏、秋季节交替之时,上半年是春末夏初,下半年是夏末秋初。前者从日平均气温15℃到21℃,哮喘病人逐渐增多,到21℃达最高峰,超过21℃时,病人逐渐减少;后者从日平均气温25℃逐渐下降到21℃,随着气温的下降而病人逐渐增多,到21℃时达最高峰,当气温进一步下降时,哮喘病人又逐渐减少。以上说明,哮喘病人对气温的转变特别敏感。在日平均气温 21℃ 左右时,大气中的花粉、尘螨浓度的改变与哮喘发病也有一定的关系。有人报道,在连续 2 年对日本仙台地区 184 名哮喘病人的观察研究中发现,其中 147 名吸入型与混合型哮喘病人在春季 4 月份发病,与仙台地区空气中花粉分布的季节性峰值相一致。入秋后,空气中花粉浓度虽不高,但含尘螨数量增加,会使哮喘病人数量明显增加。

很久以前即有人发现,在气候潮湿环境居住的人,哮喘的发生率明显增加。这是为什么呢?原来,湿度太高可影响体表水分的蒸发,因此呼吸加快以代偿,这对哮喘病人是有害的,肺功能检查可观察到气道阻力的增高。而湿度太低又可使呼吸道黏膜干燥而引起哮喘发作,如运动性哮喘因气道干燥而使症状明显。一般认为最理想的湿度应为 40%～60%。迄今尚难阐明高湿度激发哮喘的机制,但可以理解细菌及真菌在潮湿的空气中容易生长繁殖,生长繁殖的结果,一方面使病人容易感染,另一方面使灰尘中的细菌、真菌及螨虫等更具抗原性,对哮喘病人也更为不利。

综上所述,哮喘发病的季节性变化非单一因素所导致,可能是某些过敏因素或其他非过敏原与气候改变等综合作用的结果。

38.哮喘对心理情绪的影响有多大

哮喘可以引起心理障碍已是公认的事实。其原因绝大多数是由于哮喘长期反复发作而导致的,少数也可因为精神病家族史、经济状况或工作环境等原因引起。目前,国外在哮喘对心理的影响方面研究较多,Badoux 等应用简要症状调查表测验了 102 例成年哮喘病人和 252 例健康成人。结果显示,哮喘组的心理障碍总评分较健康组显著增高($P < 0.001$),而且所调查的躯体化强迫症状、人际关系、敏感、恐惧、焦虑、抑郁、敌对、偏执和精神病性 9 个因子分亦均明显高于健康组($P < 0.005$)。Carr 等调查了 93 例成年哮喘病人发现,23%病人经常有自发性惊恐发作;9.7%病人发作严重,且符合《精神疾病诊断准则手册》的惊恐障碍诊断标准。Sibbald 应用一般健康问卷调查了 210 例成年哮喘病人,结果发现 38%病人有心理障碍。Viney 等比较了哮喘和非哮喘儿童,发现哮喘儿童中有敌对和失助情绪者比非哮喘儿童为多。也有研究发现,哮喘儿童常有焦虑、无名惊恐和自尊心降低等心理障碍。一般认为,哮喘病人的心理障碍多表现为抑郁焦虑和恐惧。重度哮喘病人的心理障碍发病率较高。Garden 等应用健康问卷测验了性别、年龄和病程无显著差别的重度和轻中度哮喘病人各 20 例,结果发现两组病人健康问卷评分符合心理障碍者分别有 8 例和 5 例,而以前有过心理障碍者分别是 7 例和 3 例,最近和过去有心理障碍者分别是 12 例和 5 例。Belloch 等调查了 51 例哮喘病人,发现明尼苏达多项人格调查表的抑郁评分与年龄、性别、病程、病情的严重程度及夜间症状相关。而焦虑特质调查表的评分与性别、夜间症状和自动思想问卷评分相关。

39.为什么支气管哮喘容易在夜间发作

支气管哮喘常常会在夜间发作,原因有很多。常见的因素有以下几种。

（1）过敏因素:病人接触过敏原是引起哮喘的主要原因,但接触过敏原后不会马上发作哮喘,一般在6～8小时后哮喘才开始发作,所以病人白天接触过敏原,多在晚上发作。

（2）生理节律因素:人在睡眠状态时,迷走神经兴奋,肾上腺皮质激素浓度降低,引起支气管痉挛;研究指出,快相睡眠期,气道平滑肌张力明显地波动,使气道反应性增加,由此导致哮喘容易在夜间发作。

（3）体位因素:睡眠姿势有仰卧位、侧卧位之分,仰卧位时气管的呼吸阻力明显增加,容易出现呼吸暂停现象,由于缺氧引起支气管痉挛,导致哮喘发作。

（4）胃-食管反流因素:夜间睡眠时,因为体位的原因,胃内的食物或胃液可能反流到食管中,又因呼吸作用吸入气管中,引起支气管的痉挛。

（5）炎症因素:大多数哮喘病人有鼻窦炎或气管炎,夜间鼻窦炎的分泌物增多,气管炎的炎症反应也重一点儿。这也是引起哮喘发作的重要因素。

（6）过敏原:如动物羽毛填塞的枕头、皮褥、鸭绒被等,可随空气进入呼吸道。

（7）情绪因素:睡前情绪波动,如吵架、性活动、看枪战片、武打片等。

（8）呼吸道分泌物排泄不畅:白天痰液分泌刺激气道,咳嗽、喷嚏频繁、机体疲惫不堪,或其他原因造成身体过度劳累,均可使睡眠后气道疲劳松弛,痰液坠积,呼吸道分泌物排泄不畅,也易造成哮喘。

40.过敏性鼻炎与哮喘有关系吗

多年的流行病学调查和临床实践证明,过敏性鼻炎病人中的哮喘发病率明显高于正常人群,在正常人群中哮喘发病率占 2％～5％,而在患过敏性鼻炎病人中发生哮喘的比例则可高达 20％～40％,明显高于一般人群,甚至有报道认为,有 60％过敏性鼻炎的病人可能发展成哮喘或伴有下呼吸道症状。患过敏性鼻炎的病人发生哮喘的危险性较正常人高 4～20 倍。由于上呼吸道黏膜和下呼吸道黏膜有着解剖上的连续性,包括黏膜上皮连续、管腔相通,所以过敏性鼻炎的上呼吸道炎症极易向下蔓延,导致过敏性支气管炎和哮喘。同时,过敏性鼻炎的上呼吸道和哮喘病的下呼吸道有着相同的免疫功能缺陷,过敏性鼻炎和哮喘也有相似的发病机制,因此从病理生理上讲,过敏性鼻炎也很容易伴发哮喘。临床上,大多数病人先患过敏性鼻炎,后患哮喘,也有少数病人先患哮喘再患过敏性鼻炎,或两病同时发生。有许多哮喘病人在哮喘急性发作前可伴有鼻痒、打喷嚏、流清涕等过敏性鼻炎的症状。许多有经验的哮喘病人在出现这些症状时及时服用抗组胺药或吸入色甘酸钠气雾剂,经常可避免哮喘发作。Van 等对一组过敏性鼻炎合并哮喘的青少年进行了调查,有 59％的病人首先出现鼻炎症状或在同一年内同时患过敏性鼻炎和哮喘。据近年的临床研究,哮喘病人中伴有过敏性鼻炎的比例高达 60％以上,明显高于一般人群过敏性鼻炎的发病率(5％～20％),这进一步证实了过敏性鼻炎与哮喘之间的密切关系。

国外研究证实,给过敏性鼻炎的病人吸入酸甲胆碱或组胺后测定气道反应性,约有50％以上的病人显示气道反应性增高,其增高指数多位于正常人与哮喘病人之间。国内鹿道温的研究证实,有68％以上病人伴有气道反应性增高,这些研究人员都认为,伴有气道反应性增高的过敏性鼻炎病人如果不进行正确的治疗,大多数可发展成哮喘,或成为隐匿性哮喘。通过给过敏性鼻炎病人吸入变应原进行特异性支气管激发试验,也证实了过敏性鼻炎病人的气道阻力在吸入变应原后可以增加,提示过敏性鼻炎的病人在吸入应变原后可以诱发气道阻塞。虽然过敏性鼻炎病人吸入变应原引起的气道阻塞增加通常低于哮喘病人,但却大大高于正常人。这种对变应原的特异性气道高反应性和对酸甲胆碱、组胺的非特异性气道高反应性,为其发展成哮喘提供了重要的病理学基础。

41.食物过敏性哮喘中影响食物变应原的因素有哪些

(1)食物的新鲜度:食物储藏时间的长短可以影响食物的变应原性,通常情况是储藏时间越长,食物的新鲜程度越差,其变应原性就越强。同时,由于食物在储藏过程中可以受到真菌、细菌、尘螨等微生物及寄生虫的污染,在食物本身腐化变质、变应原性增强的同时,其变应原的成分也可发生改变,使之更为复杂。另外,微生物本身、它的副产品(如细菌或真菌的代谢毒素)对食物品质的改变等,可以既有变应原性,又可出现毒性作用。许多食物在冰箱内储存时间过久,特别是一些鱼、虾、蟹类的海产品和水产品,虽然外表看上去没有腐败,但变应原性却大大增强了,极易诱发变态反应;面粉和其他粮食储藏时间过久则可滋生粉尘螨,其主要变应原成分可发生明显改变;熟食放置时间较久则可发生不同程度的霉变,也可使其主要变应原成分发生改变。

(2)环境污染的影响:环境污染对食物的影响也可导致食物变应原性的变化,如受工业污染的江河湖海中的鱼、虾、蟹、蛤类,化学农药和化肥对蔬菜水果的影响,某些蔬菜水果种植方式的改变,饲料添加剂和生长激素对食用肉类的影响,上述环境因素对食物品质的影响是肯定的,但对食物变应原性的影响程度尚需进一步研究。

(3)加工烹饪的影响:加热过程可使大多数食物的变应原性降低,如生花生可以诱发过敏,煮花生由于温度不够也可诱发过敏,而炸花生米则极少诱发过敏症状。牛奶经高温加热后,牛奶中的甲种乳白蛋白、乙种乳球蛋白、丙种球蛋白和人血白蛋白等重要变应原成分均可降解,提示高温可以大大降低食物的变应原性。某些食物的变应原性则不受温度的影响,如牛奶中酪蛋白的变应原性是非常耐热的,可在120℃的高温持续30分钟而没有明显变化。

(4)消化的影响:一般情况下,胃酸可以破坏大多数食物的变应原性,消化酶也可降解食物的变应原性,这就是某些病人皮肤试验证实对某种食物过敏,而食入后却没有反应的重要原因之一。由于婴幼儿的胃肠道黏膜对食物变应原的屏障作用尚不健全,免疫球蛋白 A 的分泌也较少,这是婴幼儿容易发生食物过敏的重要因素。

二、哮喘的症状与表现

1.哮喘有哪些共同症状

"哮喘"一词,既是病名,又是症状描述,描述为带有哮鸣声的喘息。哮喘的主要症状表现为发作性咳嗽、胸闷及呼吸困难。

(1)先兆期症状:部分病人在哮喘相关诱因作用下,于典型症状出现前先有胸闷、咳嗽、痰量增加,以及鼻痒、眼痒、流清水样鼻涕、打喷嚏或咽痛、咳嗽等呼吸道过敏或感染症状。妇女可有月经前乏力、紧张、气温突变时胸闷等。有许多病人表示自己的气道就是天气报警器,如遇有阴雨、降温、气压变低时胸闷气短就加重。部分病人在典型发病早期有气道敏感性升高的表现。例如,当进入有煤烟的环境、吃辛辣食物、晨起外出时突然进入冷空气环境中或进入特殊工作场合时就有胸闷、咳嗽等不适感。如进一步发展可能呈现哮喘的典型喘息症状。

(2)典型发作症状:先兆期后发作,或直接发作,表现有胸闷加重、胸部重物压迫感,气体不能进出气道并以出气困难为主,端坐呼吸,呼气拉长伴有响亮而高调的笛声(哮鸣音),夜间发作者憋醒坐起,轻者可逐渐自行缓解,重时则大汗淋漓,面色发紫、四肢发凉、心跳加速、精神紧张、有濒死感,病人呼气时双肺满布哮鸣音;多在缓解时开始咳嗽。痰液性质取决于哮喘发作诱因:过敏原引起的多为少量稀薄痰液,内含水晶样小颗粒,发作时间较长时痰液较稠。感染诱发者为黄或白色脓性痰,且伴随发病始终。不少病人发作有明显的生物规律,每天凌晨2～6时发作或加重,一般好发于春夏季交接时或冬季,部分女性(约20%)在月经前或期间哮喘发作或加重。

2.什么叫喘息

(1)喘息的临床表现

①以喘促气逆,呼吸困难,甚至张口抬肩,鼻翼翕动,不能平卧,口唇发绀为特征。

②多有慢性咳嗽、哮病、肺痨、心悸等病史,每遇外感及劳累而诱发。

③两肺可闻及干湿性啰音或哮鸣音。

④实验室检查支持引起呼吸困难、喘促相关疾病的西医诊断,如肺部感染有血白细胞总数及中性粒细胞升高,或X线胸片有肺纹增多或有片状阴影等依据。

(2)喘病主要与气短、哮病鉴别

①气短。喘病与气短同为呼吸异常,但喘病以呼吸困难,张口抬肩,甚至不能平卧为特征;气短亦即少气,呼吸微弱而浅促,或短气不足以息,似喘而无声,亦不抬肩撷肚,不像喘病呼吸困难之甚。如《证治汇补·喘病》说:"若夫少气不足以息,呼吸不相接续,出多入少,名曰气短,气短者,气

微力弱,非若喘症之气粗迫也。"但气短进一步加重,可呈虚喘表现。

②哮病。哮指声响而言,为喉中有哮鸣音,是一种反复发作的疾病;喘指气息而言,为呼吸气促困难,是多种急慢性疾病的一个症状。一般来说,哮必兼喘,喘未必兼哮。

3.哮喘是怎么引起发绀的

发绀又称紫绀,是指血液中脱氧血红蛋白增多,致皮肤和黏膜出现弥漫性青紫。狭义的发绀是指毛细血管血液中的还原血红蛋白超过50克/升时,致皮肤、黏膜呈青紫颜色,出现发绀,但在重度贫血病人,如血液中血红蛋白量低于50克/升时,即使全部变为还原血红蛋白也不致引起发绀;广义的发绀还包括少数因异常血红蛋白所致青紫。观察部位:皮肤较薄、色素较少和血流丰富处,如唇、舌、颊部、鼻尖与甲床。

严重哮喘发作时支气管痉挛,导致呼吸功能不全、肺氧合作用不足,使体循环毛细血管中还原血红蛋白增多而引起发绀,吸氧可使发绀减轻甚至消失。

4.哮喘为什么会咳嗽

咳嗽是对人体具有防御和保护的一种呼吸反射动作,它可以帮助呼吸道清除外界侵入的异物和过多的分泌物,还有清洁和保护呼吸道的作用。例如,有时吃饭不小心,误将米粒吸入气管,就会产生剧烈的咳嗽,直至把米粒咳出为止,这就是一种保护作用。

咳嗽的产生是由于咳嗽中枢受到传入纤维的刺激而引起的。引起咳嗽的刺激部位很多，除了鼻、咽喉、气管、支气管、肺和胸膜等呼吸器官以外，耳、脑膜、心脏、食管和胃等内脏的神经受刺激后也会传入到咳嗽中枢，然后经传出神经到声门、膈肌和其他呼吸肌，肋间肌和膈肌快速猛烈收缩，使肺内压力增高，然后声门突然开放，使肺内高压的气体喷射而出——形成咳嗽，于是呼吸道内的异物或分泌物随高压气流的冲击而被排出。

慢性支气管炎病人的支气管壁有各种炎性细胞浸润、充血、水肿和纤维增生，支气管黏膜发生溃疡、肉芽组织增生，杯状细胞也明显增多，微血管渗透，黏膜水肿，腺体分泌功能亢进，黏膜分泌量增多，形成痰液，阻塞支气管，影响气体交换。咳嗽可以把气管、支气管内的痰液咳出体外，保持支气管的通畅，有利于气体交换。患肺脓肿时，由于肺组织发炎，小血管栓塞，肺组织化脓、坏死，终至形成脓肿。病变可向周围扩展，甚至超越叶间裂侵犯邻近肺段。菌栓使局部组织缺血，助长厌氧菌感染，加重组织坏死。液化的脓液积聚在脓腔内引起张力增高，最后破溃到支气管内，通过咳嗽的方式把破溃到支气管内的脓液排出体外。

上面谈到了咳嗽对人体是一种反射性保护作用，对人体是有益的。但是，咳嗽也可以使气道内病变向小支气管扩散而加重感染。对心力衰竭者，咳嗽是有害的，它不仅消耗体力，还可以使肺动脉压增高，从而增加心脏负担，促使心脏病者病情加重。另外，持久剧烈的咳嗽可影响休息与睡眠，还过分消耗体力，并可引起肺泡壁弹性组织的破坏，诱发肺气肿。干性胸膜炎病人因咳嗽能增加胸腔的压力，使胸膜的摩擦性增大，可加重胸膜的疼痛。又如，闭合性气胸病人剧烈地咳嗽，可使破损的胸膜不易闭合，同时可使已闭合的胸膜破损口再次开放，使病情加重。

综上所述，咳嗽在一般情况下对人体是一种防御性和保护性的反射性动作。但对于某些病变来说，如心脏病、胸膜炎及胸膜有损伤的病人，咳嗽则是有害的。所以，一旦发生剧烈咳嗽不能缓解，应到医院进行诊断及做必要的治疗，以免耽误病情。

5.什么是桶状胸

桶状胸：胸廓呈圆桶形，前后径增大，或与左右径大致相等，肋弓的前部上抬，肋骨呈水平位，肋间隙增宽饱满，胸骨下角增大呈钝角（图7）。叩诊胸廓回响增加，心浊音界缩小或消失，肝浊音界下降。呼吸音和语音均减弱，呼气延长，有时两肺底可闻及干、湿啰音。心音低远。桶状胸可由于胸内或全身性疾病引起，也可由于先天性原因所致。多见于支气管哮喘、慢性支气管炎等所致的肺气肿。

（1）胸廓疾病：常由肋骨、肋软骨、脊柱及胸壁的急慢性炎症或肿瘤引起，如肋骨骨折，肋软骨炎，胸壁的良、恶性肿瘤及胸廓外伤等。

（2）胸膜疾病：胸腔积液，气胸可使胸廓（患侧）饱满，胸膜间皮瘤使胸廓异常饱满。

（3）呼吸系统疾病：肺广泛纤维化、肺气肿、支气管哮喘等可使胸廓整体或局部发生畸形或膨隆，肺癌可因伴发肺不张、肺气肿或向胸膜、肋骨转移而继发胸廓畸形。

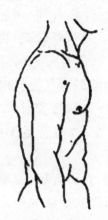
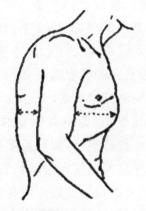

图7　正常胸与桶状胸的区别

(4)循环系统疾病:心脏扩大、心包积液、主动脉瘤等均可引起局部胸廓异常。

(5)其他原因:老年和肥胖体形者。长期大量吸烟者等。

6.什么是哮鸣音

哮鸣音是因高速气流通过相对狭窄的气道产生的湍流引起的"口哨样"的病理性呼吸音,其实是干啰音中的一种特殊表现类型。形成哮鸣音主要有两大因素:①气道缩窄。由气道炎症,黏膜水肿、充血,分泌物增多、黏稠、阻塞支气管、支气管平滑肌收缩所造成。②高速气流。因病人气道阻力增大,需克服阻力而加强呼吸运动所产生。气道轻度缩窄时,通常哮鸣音较轻;当气道缩窄加重时,病人需克服增大的气道阻力而加强呼吸运动,产生高速气流,哮鸣音较响,音调较高;当气道缩窄严重,支气管管径极小甚至接近闭塞,难以形成高速气流,哮鸣音尖、细,具有"收紧感",此时哮鸣音反而轻,甚至发不出哮鸣音。哮鸣音较响,说明病人呼吸运动有能力足以产生高速气流,尚有一定的呼吸流量,倘若病人的呼吸流量相对较大,即使只有气道轻度缩窄也会有响亮的哮鸣音。反之,当病人呼吸肌疲劳时,产生的气体流速很小,即使有明显的气道缩窄,哮鸣音也不明显,甚至听不到哮鸣音,如危重哮喘。

当缩窄的支气管缓解而较通畅时,音质变粗,音调可降低,音响可因管径变粗而较轻;也可因病人足够的气流量反而变响亮,但这种响亮没有"收紧的尖细感",通常较"钝"或较"混浊"。

哮喘病人哮鸣音虽然可存在于吸气相,但主要发生在呼气过程中,表现为呼气较吸气时明显或响亮,称呼气性哮鸣音,而且可存在着胸部不同部位之间的音调和响度差别。这种典型的多音性反映了不同部位的支气管缩窄差别及其引起的两肺气流的不均一改变。

哮鸣音是哮喘的典型体征,对证实有无气道缩窄和鉴别其他疾病引起的哮喘样症状有一定的帮助。当哮喘症状不十分明显时,可让病人做深呼吸,这能帮助哮鸣音的加强,有利于听诊。哮喘病人的哮鸣音多具有可逆性,应用平喘药(如吸入 β_2 受体激动药)后,哮鸣音可得以改善。

7.什么是呼吸困难

你想知道什么是呼吸困难吗? 首先应知道什么是呼

吸。顾名思义,随着胸廓和膈肌的运动,把肺里的气体呼出来叫"呼",把空气吸进去叫"吸","呼"和"吸"周而复始交替活动就称为"呼吸"。

科学家进一步告诉人们,"呼"是将二氧化碳从肺内排出,"吸"是把空气吸入肺内以供氧气;"呼吸"就是不断排出二氧化碳和摄取氧气。氧是全身所有细胞所需要的气体。肺负责将二氧化碳和氧气进行交换。呼出的二氧化碳一部分来源于代谢产生,一部分来源于吸入的空气中所固有的。

呼吸困难是指自我感觉吸气不足,呼吸费力,或客观上出现鼻翼翕动、张口呼吸、发绀,或出现呼吸深度、频率和节律的变化。

呼吸困难最常见的病因是呼吸系统和循环系统病症,少数由于中毒、神经精神疾病、血液病所引起。此外,大量腹水、妊娠后期,甚至过度肥胖等也可引起呼吸困难。正常人剧烈运动后,也可有一时性的生理性呼吸困难。

(1)肺源性呼吸困难:指呼吸系统疾病引起肺通气、换气功能减退,致使血液中缺氧和二氧化碳浓度增高。可分为吸气性呼吸困难和呼气性呼吸困难两种类型。

①吸气性呼吸困难。是由于喉、气管、大支气管的炎症、水肿或异物等引起大气道的狭窄和梗阻所致。其特点是吸气时更为困难。大气道高度狭窄时呼吸肌高度紧张,胸骨上窝、锁骨上窝、肋间隙及腹上角在吸气时明显凹陷(三凹征)。

(2)呼气性呼吸困难。由于肺组织弹性减弱及小支气管平滑肌痉挛收缩,引起小支气管狭窄所致。其特点是呼气费力,呼气延长,常伴有呼气性哮喘。常见于支气管哮喘、哮喘性支气管炎、慢性阻塞性肺气肿。

(2)心源性呼吸困难:指循环系统疾病所引起的呼吸困难。主要见于左心或右心功能不全。心源性呼吸困难的特点是:劳动时加重,休息时减轻;平卧时加重,坐位时减轻。

(3)中毒性呼吸困难:指机体受到毒物损害所引起的呼吸困难。例如,代谢性酸中毒,由于血液中酸性代谢产物强烈刺激呼吸中枢,故而引起呼吸困难,表现为吸气深而规则的大呼吸。急性感染时因体温升高及病原微生物代谢产物的作用,可刺激呼吸中枢,使呼吸加快。

(4)精神性呼吸困难:指由精神因素造成的呼吸困难,如癔症性呼吸困难,其特点是呼吸非常频速(可达60～100次/分),常因换气过度而发生胸痛及呼吸性碱中毒,可出现手足抽搐症。有的人自己感觉呼吸困难,但无呼吸困难的客观表现,其临床特点是偶然出现一次深呼吸,继有叹息样呼气,在叹息样呼气之后,病人暂时自觉轻快,这是神经官能症的一种表现。

(5)血源性呼吸困难:患有重度贫血、高铁血红蛋白血症、一氧化碳中毒等病症,由于红细胞携氧量减少,血氧含量降低,而使呼吸慢而深。在大出血或休克时,可因缺血或血压下降,刺激呼吸中枢而引起呼吸困难。

8.肺不张可以由哮喘急性发作引起吗

我们首先谈谈肺不张。严格地说,肺不张是指出生后肺从未充盈过气体,而已经充气的肺组织失去原有的气体应称为肺萎陷。但由于多年来的习惯,我们仍沿用肺不张一词。肺不张是指肺的容积缩小,由多种原因引起的肺组织萎陷,以致失去或减少了肺呼吸功能。广义肺不张可包括先天性肺不张及后天性肺萎陷。从肺不张的定义可以看出,凡造成肺组织弹性消失和影响肺通气的原因均可引起肺不张。

支气管哮喘的病人在致敏原作用下,使支气管平滑肌痉挛,管腔缩小,再加上哮喘病人的分泌亢进,黏稠的痰液也阻碍肺通气,这就是临床上所说的阻塞性肺不张,也称为呼吸性肺不张。一般所谓肺不张,即指阻塞性肺不张,是由于支气管内或支气管壁的阻塞或支气管外压迫的阻塞引起。

哮喘病人的支气管平滑肌收缩痉挛,分泌亢进,也会使支气管壁水肿,使引流不畅,促使支气管变形和阻塞,但在体位变更时,由于肺脏的自身重力作用,会解除该部分的梗阻,而使另外肺组织梗阻,造成游走性肺不张。

支气管哮喘引起肺不张也可能有反射性、呼气性、炎症性等原因,需根据具体情况进行鉴别。

总之,当支气管哮喘病人突发气急、青紫、衰竭、胸痛与咳嗽时,就应当警惕肺不张的发生。应当注意的是,慢性肺不张在临床上可以没有症状。

9.呼吸衰竭对人体有何影响

呼吸系统的结构和功能都是为了保证完成呼吸功能而自然设置的,与此同时,它还具备一整套的机械、免疫、代谢、生化、内分泌功能,以及防止吸入因素造成病害和调整全身生理代谢的功能。

呼吸器官从外界吸入空气进行气体交换，保证组织的氧需要和清除代谢产物二氧化碳。它与外界沟通，外界的有害物质，包括病原微生物、过敏原、粉尘、有害气体等，可以直接侵入，对呼吸系统造成病害。

如呼吸功能严重损害，以致不能进行有效的气体交换，导致缺氧，伴有或不伴有二氧化碳潴留，从而引起一系列病理及生理改变和临床表现，临床上称为呼吸衰竭。

(1)对脑组织影响：脑组织对缺氧的耐受性很差，这是由于脑的耗氧量大，占全身耗氧量的1/5～1/4。100克脑组织平均每分钟耗氧量约3毫升。若突然中断脑的氧供应，10秒钟内就可出现深昏迷和全身抽搐。如果逐渐减少供氧浓度，症状出现就较缓慢。早期缺氧引起精神兴奋，随着缺氧的加重，中枢兴奋转为抑制，甚至死亡。轻度缺氧时，可出现注意力不集中，智力减退，定向障碍。但当缺氧加重时，脑血管运动神经麻痹，脑血流量逐渐减少，产生缺氧性脑细胞水肿。血管通透性增加引起脑间质水肿，可导致颅内压增高，从而进一步降低脑血流量，加重脑缺氧。

(2)对心脏的影响：缺氧对心脏、循环的影响也很明显。早期或轻度的缺氧可刺激心脏，使心率加快和心搏出量增加，血压增高；冠状动脉在轻度缺氧时血流量相应增加，以利于心肌活动增加所需要的氧和热能。严重缺氧时心率减慢，这是因为缺氧直接对运动中枢的抑制作用。发生代谢性酸中毒时，心肌收缩力减弱，由于心率减慢和心肌收缩力减弱，使心排血量减少，可发生心肌坏死、心律失常、心室纤维颤动和心脏骤停。

（3）对肺的影响：缺氧可以引起肺小血管收缩，肺血流阻力增大，而导致肺动脉高压。长期缺氧所致肺动脉持久收缩，必然导致肺小动脉平滑肌肥大、管壁增厚，肺动脉压持久增高，以致右心负担加重，右心室肥厚，导致右心衰竭。

中枢性呼吸衰竭呈潮式、间歇样或抽泣样呼吸；慢性阻塞性肺部疾病，则由原来慢而较深的呼吸变为浅快或不规则呼吸。辅助呼吸肌的活动加强表现为点头样或提肩样呼吸。

中枢神经药物中毒表现为呼吸匀缓、昏睡。呼吸衰竭致体内二氧化碳潴留，可使周围血管和脑血管扩张，而对肺、肾血管则引起收缩。当严重二氧化碳潴留时，病人以普遍性血管扩张为主，引起低血压甚至休克状态。脑血管扩张，脑血流量增加，脑体积增大，颅内压增高，引起视盘水肿和头痛。

（4）对肾脏的影响：由于缺氧和二氧化碳潴留，可发生肾功能障碍，引起少尿、氮质血症和代谢性酸中毒等严重的功能代谢紊乱。呼吸衰竭致肾功能障碍主要是功能性急性肾衰竭，而肾脏的结构改变并不明显。肾衰竭的发生机制主要是由于缺氧和二氧化碳潴留反射性地引起肾血管收缩，因而肾血流量明显减少，肾小球滤过率显著降低，肾脏的血液循环障碍进一步加重而引起肾功能不全。

（5）对胃肠的影响：缺氧和二氧化碳潴留能引起胃肠道黏膜充血水肿、糜烂渗血。消化道出血占呼吸衰竭的20%，消化道溃疡包括糜烂者占呼吸衰竭的70%，但这些症状均可随呼吸衰竭的缓解而消失。

(6)对循环系统的影响：严重的呼吸衰竭可伴发弥散性血管内凝血。因呼吸衰竭致机体缺氧、二氧化碳潴留、酸中毒等，可损伤小血管内皮细胞，致血管胶原纤维暴露，促使血小板凝聚和激活凝血因子Ⅻ。激活凝血因子Ⅻ则导致从血液凝血系统途径诱发血管内凝血；激活血浆中胰血管舒缓素原引起缓激肽的释放，使血管扩张，血压下降；纤溶酶原转变为纤溶酶，除溶解纤维蛋白之外，还可以水解其他凝血因子，进一步消耗大量凝血因子。临床表现为微循环障碍、脏器出血、小血管血栓形成和皮肤出血点等。

综上所述，呼吸衰竭由于不能进行有效的气体交换，影响了氧气的吸入，造成机体缺氧和二氧化碳等代谢产物排出障碍，可引起机体多脏器、多器官的损害，使人体的生命活动受到多方面的影响。

10.什么是速发哮喘反应和迟发哮喘反应

根据过敏原吸入后哮喘发生的时间，可分为速发型哮喘反应、迟发型哮喘反应和较少见的双相型哮喘反应。

(1)速发型哮喘反应：几乎在吸入过敏原的同时立即发生反应，15～30分钟达高峰，2小时后逐渐恢复正常。

(2)迟发型哮喘反应：迟发型哮喘反应在6小时左右发病，持续时间长，可达数天。而且临床症状重，常呈持续性哮喘表现，肺功能损害严重而持久。迟发型哮喘反应发病机制较复杂，不仅与IgE介导的肥大细胞脱颗粒有关，主要还是气道炎症反应所致。现在认为，哮喘是一种涉及多种炎症细胞相互作用、许多介质和细胞因子参与的慢性气道炎症疾病。

11.哮喘可以引起心脏病吗

哮喘病人如果不能及时有效地控制病情,很容易引起心脏病或高血压病,病人会出现左心衰竭,造成肺部瘀血、气体交换障碍,这种喘息常在夜间发作,会突然出现呼吸困难。这类病人要格外注意,白天不能太劳累,情绪要平稳。哮喘并发心脏病主要有四种症状。

(1)疼痛:心肌不能获得足够的血液和氧(称为心肌缺血),以及过多代谢产物堆积都能导致痉挛。常说的心绞痛就是由于心肌不能获得足够的血液供应而产生的一种胸部紧缩感或压榨感。然而在不同的个体之间,这种疼痛或不适感的类型和程度都有很大的差异。有些病人在心肌缺血时,可能始终没有胸痛发生(称为隐匿性心肌缺血)。疼痛有以下特点:

①如果其他肌肉组织(特别是腓肠肌)不能获得足够的血供,病人常在运动中感到肌肉紧缩感和乏力性疼痛(间歇性跛行)。

②心包炎(心脏周围囊腔的炎症或损伤)所导致的疼痛常在病人平卧时加重,而在坐位或前倾位时减轻,运动不会使疼痛加重。由于可能存在胸膜炎,故呼吸检查可能会加重或减轻病人的疼痛。

③当动脉撕裂或破裂时,病人出现剧烈锐痛,这种疼痛来去匆匆且可能与暂时身体活动无关。有时这种病损可能

发生在大动脉,小孩特别是在主动脉。主动脉的过度伸展或膨隆部分(动脉夹层)突然出现渗漏,或者内膜轻度撕裂,血液渗漏入主动脉夹层。这些损害可导致突然的严重疼痛,疼痛可发生在颈后、肩胛间区、下背部或腹部。

④左心室收缩时,位于左心房和左心室之间的一组瓣膜可能会脱向左心房(二尖瓣脱垂),病人有时可出现短暂发作的刺痛。通常这种疼痛位于左乳下,且与体位和活动无关。

(2)气促:气促是心力衰竭的常见症状,是液体渗到肺脏中肺泡间质的结果,称为肺充血或肺水肿,类似于溺水。在心力衰竭的早期,气促只出现在体力活动时。随着心力衰竭的加重,轻微活动时也发生气促,直至静息状态下都出现气促。卧位时液体渗到整个肺脏,而站立位时由于重力作用液体主要分布在双肺底部,故心衰病人卧位时发生气促或加重而站立位时症状减轻。夜间阵发性呼吸困难是病人夜间平卧时发生的气促,站立后可减轻。

气促不只见于心脏疾病,罹患肺部疾病、呼吸道疾病,以及影响呼吸过程的神经系统疾病亦可出现气促。任何导致氧供与氧需失衡的疾病或状态,如贫血时血液携氧不足或甲亢时氧耗过度等,皆可致病人气促。

(3)乏力:当心脏泵血能力下降时,活动期间流向肌肉的血液不足以满足需要,此时病人常感到疲乏与倦怠。但这些症状常难以捉摸,不易引起病人的重视。病人常通过逐渐减少活动量来适应或归咎于衰老的表现。

(4)心悸:通常情况下,人们对自己的心跳没有感觉。

但在某些情况下,如剧烈活动后,甚至正常人亦会察觉到自己的心跳非常有力、快速或不整齐。通过脉搏触诊或心脏听诊,医生可以证实这些症状。心悸症状是否属于异常,取决于对如下问题的回答:有无诱因、是突然发生或是逐渐发生、心跳频率、是否有心律失常及其严重程度等。心悸与其他症状如气促、胸痛、乏力和倦怠、眩晕等一起出现时,常提示有心律失常或其他严重疾病的存在。

12.哮喘为什么会心悸

哮喘复发致心跳加快是正常的生理反应,因肺部有牵张感受器,当呼吸加快(如哮喘发作)的时候,就会反射性地引起心率加快,这不用过于担心。这种情况不是病情加重了,只要注意控制哮喘加重,心悸就会缓解。

大多数哮喘是与过敏性体质有关。多在晚上发作,当喘得很难受时,吸入沙丁胺醇气雾剂(如万托林)可很快不喘了,但不要只图一时轻松而过量应用沙丁胺醇气雾剂,轻者引起心律失常,重者心跳骤停。一般每日应用该药应在2次以内。哮喘的根本治疗应以脱敏治疗和消除呼吸道的过敏性炎症为主。大多数哮喘(特别是40岁以下的)还伴有频繁打喷嚏、流鼻涕等过敏性鼻炎的症状,那可能就是"过敏性鼻炎哮喘综合征",可用沙丁胺醇气雾剂消除呼吸道过敏性炎症,并配合脱敏治疗和预防才能治愈。

13.什么是肺功能检查

肺功能检查是呼吸系统疾病的必要检查之一,是一种物理检查方法,对身体无任何损伤,无痛苦和不适。与 X 线胸片、CT 等检查相比,肺功能检查更侧重于了解肺部的功能性变化,对于早期检出肺、气道病变,评估疾病的严重程度及预后,评定药物或其他治疗方法的疗效,鉴别呼吸困难的原因,诊断病变部位、评估肺功能对手术的耐受力或劳动强度耐受力及对危重病人的监护等方面有重要的指导意义。肺功能检查的项目包括通气功能、换气功能、呼吸调节功能及肺循环功能等,检查项目及测定指标众多。过去的肺功能仪主要以机械和化学方法检测为主,测定烦琐,费时费力,而且检测误差较大,限制了其在临床上的广泛应用,医务工作者对其知识也了解有限。近年来,随着科学技术的发展,新的检测技术的出现,尤其是电子计算机的应用,使肺功能检测技术得到了很大的发展,其在临床上的重要性也日益受到重视。

肺功能检查主要有以下目的:

(1)早期检出肺、呼吸道病变。

(2)鉴别呼吸困难的原因,判断气道阻塞的部位。

(3)评估肺部疾病的严重程度。

(4)评估外科手术耐受力及术后发生并发症的可能性。

(5)健康体检、劳动强度和耐受力的评估。

(6)危重病人的监护等。

14.哮喘患者肺功能测定会有哪些变化

肺功能测定对于哮喘的诊断、鉴别诊断、评估病情严重程度、指导临床用药及判断药物的疗效,均有极大帮助,而且也可为临床判断哮喘的病因、判断预后提供有意义的依据。肺功能测定在哮喘病中的应用主要包括用力肺活量测定、峰流速值测定、呼吸动力学测定、肺容积测定、流速-溶量曲线测定、换气功能等几个方面，其中峰流速值测定是最简便、最实用的，推荐广泛用于哮喘的监护，既可用于门诊工作中的快速诊断，也可用于哮喘病人平时的家庭监测和用药依据，是目前世界各国最为流行的用于哮喘的肺功能监测手段。

哮喘是一种慢性气道变应性反应，其重要特征是气道阻塞具有可逆性。哮喘发作时由于气道平滑肌痉挛、黏膜肿胀、气道内的分泌物潴留可造成管腔狭窄，气流受限。而在缓解期，上述变化可恢复正常。但某些慢性长期病例，由于病情反复发作，气道平滑肌可肥厚增生、气道黏膜组织纤维化，导致气道的组织重构而呈现不可逆性的气道阻塞。通过肺功能检测，可以帮助我们识别病人的气道通气功能障碍是可逆性还是非可逆性，以判断病人是否有气道重构或是否伴有慢性阻塞性肺病。

(1)通气不均：哮喘发作期间通气很不均匀，可采用一口气测氮，多次呼吸氮冲洗及氙吸气分布状态等方法测定之。病人的动态肺顺应性降低也与通气不均有关。通气不均可能是观察哮喘的最敏感指标，往往在其缓解期，一般通气功能测定在正常范围而通气不均却仍持续存在。

(2)肺顺应性改变：大多数研究报告认为，哮喘发作期间的静态顺应性很少变化，也就是总肺容量的改变及整个压力-容积曲线的移动是平行的。但动态顺应性常见下降，且呈明显的频率依赖性,这主要是因为克服大肺容量时肺弹性回缩力所需负压过大,一些与狭窄气道相连接的肺泡在快速呼吸时来不及充气的缘故。

(3)肺容量异常:在哮喘发作期间,所需静态肺容量(包括残气量、功能残气量,总肺容量)都可能增加,闭合气量在严重哮喘发作时不能测定,但在缓解期闭合气量仍高于正常。残气量增加可能是由于小气道陷闭或接近陷闭所致;功能残气量相当于肺的向内回缩力与胸廓向外回弹力相等进入的肺内气量,在哮喘发作时功能残气量肯定增加,这可能是因为下一次吸气提前开始而致较早地结束呼气的结果。总肺容量一般是增加的,发作前后相差不到1升,多则可达2升,但也可在短时间内减少。呼气终末肺容量增加所形成的膨胀压升高,可使气道狭窄程度得到部分减轻。

(4)流速容量曲线表现的特点:在最大呼气流速-容积曲线上,可见哮喘病人的用力呼气流速降低,主要表现在低肺容量线段上。当哮喘变得严重时,则所有各肺容量段的呼气流速都呈降低。

(5)气道阻力增加和呼气流速下降:气道阻力增加是哮喘的主要病理生理特征,阻塞发生在较大支气管时更为明显。由于气体呼出时气道阻塞更为明显,故呼气阻力大于吸气阻力。哮喘发作时,有关呼气流速的全部指标均显著下降,如第一秒用力呼气量(FEV1)、用力肺活量(FVC),尤其是最大呼气流速或呼气峰流速。这是因为在呼气期间,当气道内压渐降至等于胸膜腔压(即等压点)时,气道便可能闭陷,呼气越用力,越促使气道闭陷,气流速度不可能提高。由于第一秒用力呼气量降低通常超过用力肺活量降低的幅度,故 FEV/FVC 的比值可偏低,一般<70%。

(6)呼吸无效腔增大:哮喘病人的气道阻塞不是一致的,有些部分在呼气时完全阻塞,肺泡显著过度充气,以致该部分毛细血管床显著减少,甚至完全关闭。同位素肺灌注扫描可显示为无灌注区,有的竟可被误诊为肺栓塞。无灌注区也可能很少,不能被扫描所发现。无灌注区肺泡的通气是无效的,因而生理的呼吸无效腔增大,即无效腔通气量增多。

(7)呼吸频率增快,通气量增加和呼气时间相对延长:哮喘发作时,肺部过度充气,功能残气量增加,为使足够的气体进出肺内,迫使病人用力呼气和吸气用力增加,这就导致呼吸肌的代谢率提高。加上无效腔通气量增加,为维持足够的气体交换,只有依靠呼气时间相对延长和通气量增加以补偿之。但随着残气量增加和低肺容量部分的呼气流速过慢,潮气量是不可能增加的,在此情况下,功能残气量的增加,唯有依赖呼吸频率的增加才能实现。

(8)弥散功能正常:无并发症的哮喘病人肺内气体弥散功能是不会出现真正异常的,哮喘发作非常严重者氧弥散量可能有所降低,这种情况虽然反映气体交换量减少,但它是通气不均所致而非真正的弥散功能障碍。临床上测定氧弥散量是鉴别哮喘的过度充气与肺气肿的重要客观指标之一,后者的氧弥散量值通常都是降低的。哮喘病人如果保持正常的氧弥散量值,提示其气道阻塞具有可逆性。

(9)动脉血氧分压下降:由于肺的无效腔通气量增加,

肺泡通气量不足和气道阻塞区域的肺泡膨胀不足,通气灌注比值变小,以致动脉血氧含量不足,动脉血氧分压下降,肺泡-动脉氧分压差增大,这是哮喘病人低氧血症的主要原因。尽管哮喘发作时过度通气,也不足以提供额外的氧含量以补偿之。有的哮喘病人急性发作时,由于动脉血氧分压突然下降,容易发生意识模糊和烦躁不安,如及时给吸低浓度的氧可以矫正缺氧,改善症状。如不给氧,单用 β_2 受体激动药或氨茶碱而气道功能无明显改善者,低氧血症反可加重,大概是这些药使缺氧引起的血管收缩不能得到缓解,通气灌注比值更加降低,以致肺内生理性右-左分流量增加,从而造成肺泡-动脉氧分压差更加增大。

(10)动脉血二氧化碳分压正常或下降:哮喘病人的通气量不是减少而是增加,这可能因为哮喘是急性的气道阻塞,并伴有严重焦虑和过度呼吸的缘故。中度至重度气道阻塞的病人由于过度通气,其动脉血二氧化碳分压不升高,甚至反而可能轻度下降,一般都<40毫米汞柱,这是哮喘与其他慢性阻塞性肺病不同之处。动脉血二氧化碳分压上升可能只见于下列情况:①呼吸费力,情绪过于焦虑和紧张,代谢率过度增加。②肺的"风箱"作用减弱,使补偿性过度通气受到明显限制。

15.支气管舒张试验对哮喘的诊断有何价值

支气管舒张试验又称气流受限可逆性测定,是了解病人气流受限是否可逆的测试方法。试验采用舒张药物(如 β_2 受体激动药),观察吸入药物前后通气功能指标的改善幅度。由于哮喘病人的气流受限通常是可逆的,因此吸入药物后,通气功能指标明显改善。

支气管舒张试验要求受试者用力呼气溶积的基础值＜70%预计值,且无吸入 β_2 受体激动药的禁忌证。受试者测试前停用吸入短效 β_2 受体激动药或抗胆碱能药物至少 6 小时、口服短效 β_2 受体激动药或茶碱类药物停用 12 小时、长效或缓释剂型停用 24 小时。试验前应与受试者良好的沟通,并让受试者"演练",特别是模拟的药物吸入方法。

支气管舒张试验阳性诊断标准:①第一秒用力呼气量较用药前增加 12% 或以上,且其绝对值增加 200 毫升或以上。②最大的呼气流量较治疗前增加 60 升/分钟或增加＞20%。

支气管舒张试验的应用价值在于:

(1)协助哮喘的诊断:当疑似哮喘病人的用力呼气容积＜ 70% 预计值或其他原因无法进行气道反应性测定时,可利用支气管舒张试验来协助哮喘的诊断。值得注意的是,测试结果阴性者不足以据此否定哮喘的诊断,尤其是气道重构或合并慢性阻塞性肺病的哮喘病人。约 10% 的慢性阻塞性肺病病人亦可为阳性。病人是否哮喘,除支气管舒张试验的结果外,必须结合临床和其他相关的检查。

(2)判断气流受限的可逆性:试验阳性固然说明病人的气流受限具有可逆性。试验阴性并不完全说明气流受限的不可逆,解释结果时应考虑以下原因:①用力呼气容积基础值占预计值的百分数接近 70%,吸药后未有足够的"改善空间"。②吸入方法不当。③病人对 β_2 受体激动药不敏感。

④测试前病人使用舒张药。⑤对 β_2 受体激动药的反常性支气管痉挛。

对于多数试验阴性病人来讲,并非气流受限不可逆,只是吸入 β_2 受体激动药后,表现为用力呼气容积的增加量达不到阳性判断标准而已。

为明确了解气流受限的可逆性及可逆程度,支气管舒张试验所吸入的 β_2 受体激动药剂量一般选择试验规定剂量范围的上限,如沙丁胺醇为 400 微克,特布他林为 1 000 微克。对于试验阴性的病人,也可改天更换药物品种再次进行,如原先用沙丁胺醇的改用特布他林,反之亦然,这除了能更好地了解气流受限的可逆性外,对治疗药物的选择也有一定的帮助。

16.支气管激发试验对哮喘的诊断有何价值

支气管激发试验是指人为地将某种过敏原或非过敏原刺激物对靶器官进行刺激,继而通过所引发的症状和(或)靶器官功能改变,来确定该物质是否为引发病人症状的病因,或了解器官的反应性。

用于诊断哮喘的激发试验是支气管激发试验。由于目前特异性支气管激发试验(用过敏原刺激)很少应用,而主要采用非特异性刺激,如醋甲胆碱、组胺、运动等,来观测病人的气道反应性。故目前"支气管激发试验"一词以"气道反应性测定"的出现频率较高。

采用过敏原刺激的特异性支气管激发试验,虽然能证明哮喘症状由某一过敏原引发,但因其具有一定的危险性,况且哮喘发生、发作的因素十分复杂,所以目前并不十分主张应用。

除了支气管激发试验外,其他的激发试验有鼻黏膜激发试验、眼结膜激发试验、口服激发试验等。鼻黏膜激发试验主要用于过敏性鼻炎的病因诊断,特别是花粉症的病因。眼结膜虽然不是呼吸道过敏反应的靶器官,但由于眼结膜易诱发较明显的便于观察的症状,因而眼结膜激发试验除应用于过敏性眼结膜炎的病因诊断外,也有学者用于分析哮喘、过敏性鼻炎(特别是花粉症)等的病因,但目前临床上很少应用。

口服激发试验可用于食物过敏原、食品添加剂、某些药物等过敏的病因诊断。由于食物过敏原的皮试结果不如吸入性过敏原的可靠,因此食物激发试验,特别对那些疑为非IgE介导的"过敏",更具有诊断价值。

食物激发试验适用于有对某种食物过敏史而其皮试结果又与病史不符的病人。为使试验更具客观性,排除病人的主观和精神因素,食物激发试验尽可能采用"双盲安慰剂对照激发"。支气管哮喘由食物引起的很少,特别是大年龄儿童和成年人。所以,一般在病史提供明确食物过敏反应的线索时才做此项试验。食物诱发的哮喘发作症状往往较严重,是否进行试验应慎之又慎。

无论何种激发试验,都必须掌握好指征和操作方法,并备有必要的抢救措施,以防万一。

17.为什么哮喘病人要测定血气分析

血气分析对评估危重度哮喘病人的病情严重程度具有

重要意义。正常人血液中含有一定量的氧气和二氧化碳，血液中气体含量可以反映肺的呼吸功能。换言之，呼吸系统疾病病人的呼吸功能，不论是通气功能（通气与分布），或是换气功能（弥漫与通气/血流），只要有一项不正常，就能从血气分析中反映出来。在哮喘病人，特别是危重度哮喘病人，气道阻塞导致的通气不足可以诱发严重的低氧血症和高碳酸血症等。我们决定检查血气分析的目的在于：

(1)通过血液中的氧分压、氧饱和度、氧含量来了解血液的氧合情况，以判断肺的换气功能。

(2)通过氧分压和二氧化碳分压可以判断呼吸衰竭的类型和严重程度，并能监测病情变化。

(3)可根据血气分析中的 pH 值、二氧化碳分压、碳酸氢根的含量判断体内酸碱平衡失调的性质和类型。可见，血气分析对判断哮喘病人，特别是危重哮喘病人的病情严重程度，制订抢救方案是非常重要的。

哮喘发作时由于气道阻塞且通气分布不均，通气/血流比值失衡，可致肺泡-动脉血氧分压差增大；严重发作时可有缺氧，动脉血氧分压降低，由于过度通气可使动脉血二氧化碳分压下降，pH 值上升，表现为呼吸性碱中毒。若重症哮喘，病情进一步发展，气道阻塞严重，可有缺氧及二氧化碳滞留，动脉血二氧化碳分压上升，表现为呼吸性酸中毒。若缺氧明显，可并发代谢性酸中毒。

18.哮喘病人的血液检查有何变化

哮喘病人在急性发作期，血液常规检查可见嗜酸性粒细胞增高,许多哮喘病人的周围血嗜酸性粒细胞可在 60％以上,在儿童哮喘增高较为明显,少数严重特应性素质的患儿甚至可高达 20％～30％,嗜酸性粒细胞直接计数在(0.40～0.6)×10⁹/升,有时可高达(1.0～2.0)×10⁹/升或更高。哮喘病人红细胞计数及血红蛋白均在正常范围内,在长期慢性缺氧的情况下如并发较长期的肺气肿或肺心病的哮喘病人,红细胞计数可轻度增高。当哮喘病人合并呼吸道感染时,特别是在长期吸入糖皮质激素时较易发生呼吸道感染,周围血白细胞总数及中性粒细胞可增高。

抗原特异性 IgE 抗体检测,阳性结果有助于哮喘的诊断;血清总 IgE 抗体水平检测,水平增高有助于哮喘的诊断;血清嗜酸性粒细胞阳离子蛋白、嗜碱性粒细胞脱颗粒试验、T 细胞及其亚群、各种细胞因子和黏附因子的测定等,也有助于哮喘的诊断。

19.哮喘病人的痰液检查会有何发现

哮喘病人痰液可多可少,在没有并发呼吸道感染时的痰液多呈白色泡沫样,晨起的痰液较为黏稠,可含有半透明且质地呈弹性的胶冻样颗粒,有人称之为哮喘珠。单纯哮喘病人白昼的痰液多较稀薄,多呈白色或无色。并发感染时痰呈黄色或绿色,较浓厚而黏稠。咳嗽较剧时,支气管壁的毛细血管可破裂而痰中带血。显微镜检查可发现枯什曼螺旋体及雷盾晶体。在哮喘发作期,痰的细胞学检查则可发现较多的嗜酸性粒细胞,有助于哮喘的诊断。近年来发现哮喘病人痰液中主要碱基蛋白、嗜酸性粒细胞阳离子蛋白、嗜酸性粒细胞蛋白 X/嗜酸性粒细胞衍生的神经毒素和嗜酸性粒细胞过氧化酶等嗜酸性粒细胞释放的毒性蛋白增加,尤其是随着近年来对痰液中嗜酸性粒细胞阳离子蛋白检测的增多,其检测已成为哮喘的诊断、鉴别诊断和预后判断的主要指标之一。

除并发呼吸道感染外,哮喘病人的痰细菌培养通常无致病菌生长。当哮喘病人并发呼吸道感染时,嗜酸性粒细胞的比例可有所降低,中性粒细胞比例增加,通过痰涂片及痰培养可发现和判断病原菌,并可进行药敏试验以指导临床用药。

20.哮喘病人的胸部 X 线和 CT 检查有何临床意义

虽然哮喘是一种广泛的支气管炎症性疾病,但在无并发症的哮喘病人中,除重度哮喘发作时可表现过度充气外,肺部 X 线检查或 CT 检查通常无特殊发现。哮喘病人的胸部 X 线和 CT 检查主要有以下两个方面的临床意义。

(1)协助哮喘并发症的诊断:在哮喘并发症的诊断中,胸部 X 线或 CT 检查有较大帮助。当哮喘并发慢性阻塞性肺病时,可出现肺野透亮度增强、支气管壁增厚、肺主动脉弓突出、膈肌下降、狭长心影、中部及周围肺野血管直径均匀性缩小和肺门阴影增深等放射学改变。如并发呼吸道感染,可见肺纹理增加及炎症浸润影。特别是在严重哮喘发作并发自发性气胸、纵隔气肿、肺不张等并发症时,X 线和 CT 检查有极为重要的意义。

（2）哮喘的鉴别诊断：在哮喘的鉴别诊断中，胸部 X 线和 CT 检查价值较大，如肺、支气管和胸腔内是否有其他病变，包括支气管内异物、支气管和肺肿瘤、肺呼吸道感染、慢性阻塞性肺病、支气管扩张、变应性肺曲霉菌病、囊性纤维化、嗜酸性粒细胞浸润症、阻塞性细支气管炎、弥漫性泛细支气管炎等，均可通过放射影像学进行鉴别诊断。

此外，Hodson 等曾观察 218 例哮喘儿童的胸片，发现胸片正常者占 73％，单纯过度充气 15％，过度充气合并有肺门血管阴影增浓 12％。15 岁以上的哮喘病人 117 人，22 人 X 线发现过度充气，其中仅 2 人有肺门血管阴影深。在急性发作的病人中，75％～80％可见上述异常阴影，约 10％有肺实变或萎缩。在中部和周围肺野可见散在小块浓密阴影，在短期内出现提示肺段短暂的黏液栓塞引起的继发性局限性肺不张。

21.支气管哮喘所致的通气障碍在肺部 X 线检查有何改变

由于支气管哮喘可使支气管壁增厚，黏液分泌过度，从而造成黏液或炎症渗出物不易排出，因此支气管哮喘可发生支气管通气障碍是不难理解的。由于黏液或炎症渗出物不易排出，造成管腔通气不畅，病理上可出现以下变化。

（1）肺气肿

①弥漫性肺气肿。在 X 线上表现为两肺透宽度增高、横膈位置下降等。

②小叶性肺气肿。在 X 线上表现为小蜂窝状影像。

（2）肺不张：以中叶肺不张多见。其产生原因为支气管壁的病变。根据中叶切除标本观察，其病理改变不尽相同。有的是中叶肺不张，也有的是阻塞性肺炎、肺硬化或慢性化脓性炎症等。

（3）支气管扩张：往往由于支气管壁病变和支气管堵塞引起。

（4）肺炎：哮喘病人多伴有肺部感染存在。

由于通气障碍同时可出现 2～3 种上述肺部病变，这就构成肺部 X 线所见，如不抓住支气管通气障碍这一环节，有时很难改善症状。其中，以肺气肿及肺炎比较多见。

22.严重哮喘对全身器官有哪些影响

（1）猝死：猝死是支气管哮喘最严重的并发症，因其常常无明显先兆症状，一旦突然发生，往往来不及抢救而死亡。哮喘猝死的重要原因可归纳为：①特异性超敏反应。由于气道处于高敏状态，特异性或非特异性刺激，尤其是进行气道反应性测定时，可引起严重的喉、气管水肿和广泛支气管痉挛，使气管阻塞窒息或诱发严重的心律失常，甚至心跳骤停而死亡。②闭锁肺。可由于广泛痰栓堵塞支气管或异丙肾上腺素的不良反应。后者系因该药代谢的中间产物 3-甲氧异丙肾上腺素，不但不能兴奋 β 受体，而且还能起 β 受体阻滞作用，引起支气管平滑肌痉挛而使通气阻滞。③致命的心律失常。可由严重缺氧，水、电解质和酸碱失衡引起，也可由药物使用不当引起。例如，并发心力衰竭时应用洋地黄，支气管舒张时应用 $β_2$ 受体激动药、氨茶碱等。如果静脉注射氨茶碱,血浓度＞30毫克/升时,可以诱发快速心律失常。④支气管哮喘的暴发发作。往往来不及用药而死亡,机制未明。⑤错误应用麻醉药或镇静药。麻醉药可引起呼吸抑制甚至骤停,有些镇静药对呼吸中枢也有明显的抑制作用,如巴比妥类、氯丙嗪类。一旦出现猝死,应立即建立人工气道,进行人工通气,同时或相继对心脏、大脑等重要脏器进行相应有效的治疗。

(2)下呼吸道和肺部感染:据统计,哮喘约有50％系因上呼吸道病毒感染而诱发。由此呼吸道的免疫功能受到干扰,容易继发下呼吸道和肺部感染。因此,应努力提高哮喘病人的免疫功能,保持气道通畅,清除气道内分泌物,保持病室清洁,预防感冒,以减少感染;一旦有感染先兆,应根据细菌和药敏选用适当抗生素治疗。

(3)水电解质和酸碱失衡:由于哮喘发作,缺氧、摄食不足、脱水,心、肝尤其是呼吸和肾功能不全,常常并发水、电解质和酸碱失衡,这些均是影响哮喘疗效和预后的重要因素。要努力维持水、电解质和酸碱平衡,每天甚至随时监测电解质和进行动脉血气分析,及时发现异常,及时处理。

(4)气胸和纵隔气肿:由于哮喘发作时气体潴留于肺泡,使肺泡含气过度,肺内压明显增加,慢性哮喘已并发的肺气肿会导致肺大泡破裂,形成自发性气胸;应用机械通气时,气道和肺泡的峰压过高,也易引起肺泡破裂而形成气压伤,引起气胸,甚至伴有纵隔气肿。

(5)呼吸衰竭:严重哮喘发作致通气不足、感染、治疗和用药不当,并发气胸、肺不张和肺水肿等,均是哮喘并发呼吸衰竭的常见诱因。一旦出现呼吸衰竭,由于严重缺氧、二氧化碳潴留和酸中毒会使哮喘的治疗更加困难。要消除和减少诱因,预防发生;发生后要按呼吸衰竭抢救。

(6)多脏器功能不全和衰竭:由于严重缺氧、严重感染、酸碱失衡、消化道出血及药物的不良反应,重症哮喘常并发多脏器功能不全甚至衰竭。要预防和纠正上述诱因,积极改善各重要脏器的功能。

(7)发育不良和胸廓畸形:儿童哮喘常常引起发育不良和胸廓畸形,究其因素是多方面的,如营养不足、低氧血症、内分泌紊乱等,有报告长期全身使用糖皮质激素的患儿有30％发育不良。

(8)导致慢阻肺、肺动脉高压和慢性肺心病:其发病与哮喘引起的长期或反复气道阻塞、感染、缺氧、高碳酸血症、酸中毒及血液黏稠度增高等有关。

23.如何对哮喘的病情做出判定

(1)哮喘急性发作:指气促、咳嗽、胸闷等症状突然发生,常有呼吸困难,以呼气流量降低为特征;常因接触变应原等刺激物或治疗不当所致。哮喘急性发作的程度轻重不一,可分为轻度、中度、重度和危重度四级。病情加重可在数小时或数天内出现,偶尔可在数分钟内危及生命,也称为突然发生的致死性哮喘发作。因此,在临床上应该对哮喘急性发作的病情做出正确的评估,尽早采取积极有效地治疗措施。

(2)哮喘加重(或恶化):定义为气促、咳嗽、喘息、胸闷或这些症状的组合呈进行性加重(恶化)。哮喘加重的程度可以从缓慢进展到迅速危及生命的发作不等。在哮喘加重的定义中包含了哮喘急性发作。哮喘加重可分为轻度加重和严重加重。轻度加重的定义为:①与基础值相比用力呼气容积下降≥20%。②在随访的 7 天内,与基线相比最大呼气流量下降≥20%的天数多于 2 天,或每天使用 β_2 受体激动药的天数多于 2 天,或夜间因哮喘而觉醒并需用 β_2 受体激动药的天数多于 2 天。严重哮喘加重的定义应有以下任何一项指标:哮喘加重需口服激素治疗;哮喘加重需急诊或住院治疗;连续 2 天晨间最大呼气流量低于基线值≥30%。

(3)哮喘慢性持续:在哮喘非急性发作期,若哮喘病人仍有不同程度的哮喘症状或呼吸流量降低,则定义为哮喘慢性持续。可将用药前哮喘病情严重程度分为间歇、轻度持续、中度持续和重度持续四级。当病人已经按程度实施规范化治疗后,哮喘病情分级则应根据病人临床表现和目前每日治疗方案的级别综合判断。哮喘慢性持续期按病情严重分级有利于治疗方案的调整。

(4)哮喘缓解期:哮喘缓解期指经过治疗或未经治疗,病人症状、体征消失,肺功能恢复到急性发作前水平,并维持 4 周以上。

(5)无哮喘症状日:无日间及夜间哮喘症状,无夜间因哮喘而觉醒。

(6)哮喘控制日:无日间及夜间哮喘症状,无夜间因哮喘而觉醒,无须使用 β_2 受体激动药。

24.哮喘急性发作如何分度

哮喘急性发作病人常表现为气促、咳嗽、胸闷等症状突然发生或加剧,多呈以呼气困难为主的呼吸困难,轻重不一,病情可持续数小时或数天,偶可危及生命,常因接触变应原等刺激或治疗不当所致,此期根据临床特点可分为以下4级。

(1)轻度:轻度病人步行或上楼梯时气短,可平卧,说话可连续成句,精神状态尚可;体格检查无辅助呼吸肌活动及三凹征,哮鸣音不明显,心率<100 次/分钟;实验室检查氧分压正常,二氧化碳分压 <45 毫米汞柱,血氧饱和度>95%。

(2)中度:中度病人轻微活动后即感觉气短,需要坐起才能正常呼吸,说话断断续续,精神状态可,偶有焦虑和烦躁;体格检查偶有辅助呼吸肌活动及三凹征,哮鸣音清晰并广泛存在,心率<120 次/分钟;实验室检查氧分压 60~80 毫米汞柱,二氧化碳分压 ≤45 毫米汞柱,血氧饱和度91%~95%。

(3)重度:重度病人休息时也能感觉到气短,只能端坐呼吸,说话只能说词语或单字,精神状态差,焦虑烦躁明显;体格检查有辅助呼吸肌活动及三凹征,哮鸣音清晰并广泛存在,心率>120 次/分钟;实验室检查氧分压<60 毫米汞柱,二氧化碳分压>45 毫米汞柱,血氧饱和度≤90%。

(4)危重:危重病人不能讲话,呈嗜睡或意识模糊状态;体格检查胸腹矛盾运动,哮鸣音消失,多有心律失常;实验室检查病人呈酸中毒状态,pH值降低,濒临死亡。

25.婴幼儿哮喘有何特点

(1)哮喘先兆不易发现:婴幼儿表达能力差,故先兆症状难以发现,起病多较急,有的发作前几天有上呼吸道感染,如流涕、打喷嚏、咳嗽等症状。

(2)病情较重:一般婴幼儿轻度哮喘,开始时可仅有刺激性干咳,轻度气喘,能听见少许喘鸣音,有时可出现像异物吸入引起的呛咳症状。中度咳喘时,由开始的干咳逐渐加重,并出现较多黏稠的白色泡沫痰,气喘加重,可听到高调哮鸣音,甚至相隔一定距离都能听到。由于气短,患儿烦躁不安,患儿呼气性呼吸困难明显,有的婴幼儿喜欢家长抱着,头趴在家长肩上,从双肩耸动看出呼吸次数增加,面色苍白。有的患儿高热,出现鼻翼扩张并翕动,颈部及肋间软组织凹陷等明显呼吸困难的症状,叩诊肺部呈鼓音,心界浊音区不清,心率快,出汗多,呼气时有呻吟,咳嗽剧烈时可伴呕吐及上腹部疼痛,其胸部呈桶状,双肺呼吸音明显减弱,可听到哮鸣音及干啰音。如病情继续演变发展为重度哮喘时,主要表现为严重缺氧导致的发绀,喘憋加重,呼吸变浅、不规则,精神萎靡,以及水肿、颈静脉怒张、肝大等呼吸衰竭、右心衰竭的症状。呼吸道阻塞时肺内哮鸣音也可消失。

(3)伴随症状突出:因引起哮喘的原因不同,或因个体差异及病情轻重不同而临床表现也会有不同。如为感染所致的哮喘,可伴发热、肺部有湿性啰音;如为外源性哮喘,可先出现鼻眼痒、流泪、打喷嚏等症;如因食物过敏而致,可伴有口唇、面部或四肢及全身水肿或荨麻疹。中重度慢性哮喘患儿可在肩部手臂上出现细胎毛，一般这类患儿还多伴有湿疹等。

（4）痰中分离出合胞病毒：到医院进行特殊检查时，婴幼儿哮喘者的痰中常可分离出呼吸道合胞病毒或血清中合胞病毒 IgE 呈阳性反应，白细胞计数及中性粒细胞增高。X 线检查肺部可能正常，也可有反复出现的右肺中叶肺不张。

（5）婴幼儿哮喘要与毛细支气管炎相鉴别：因发病多见于 1 岁以内的婴儿，且冬春两季好发，主要是后者无过敏史，肾上腺素治疗效果不显著。另外有一种囊性纤维病也好发于婴儿，临床上可出现哮喘及呼吸困难，但此病无过敏史，有脂肪便，X 线检查有助于鉴别。

总之，婴幼儿哮喘有其特点，要注意寻找变应原，并及早到医院检查并明确诊断，以免因不合理的治疗而贻误病情。

26.扁桃体的免疫功能与哮喘有关吗

长期以来认为扁桃体是可有可无的，没有重要功能的器官，一旦发生炎症就手术切除，扁桃体切除是世界上最常做的手术之一。近年来，由于免疫学的发展，证明扁桃体是有一定免疫功能的周围免疫器官，是咽腔防御屏障中构成咽淋巴环的主要淋巴组织，有防御和抵抗细菌及其他病原体入侵的作用。扁桃体中的 T 淋巴细胞及 B 淋巴细胞积极参与机体的免疫反应，在上呼吸道感染中发挥重要作用。此外，扁桃体内还含有肿瘤杀伤细胞（NK 细胞），国内外均有调查资料证明,小儿切除扁桃体后会降低机体的免疫功能,包括抗肿瘤免疫和抗感染免疫。扁桃体还分泌较多的分泌型 IgA,对咽腔的黏膜免疫功能有促进作用,尤其对 5 岁以下的小儿,由于免疫功能尚未发育完善,扁桃体的免疫功能较为重要,因此不主张轻易做扁桃体切除术。由于扁桃体在咽腔的局部免疫功能中起重要作用,扁桃体切除后会降低咽黏膜的防御功能,咽后淋巴滤泡常出现增生现象,使慢性咽炎和咽异感症的发生率增高,从而导致哮喘发作。

27.为什么精神因素可诱发哮喘

精神因素的影响大多发生在哮喘常年反复发作的病人身上,由于这些病人的呼吸道敏感性较高,神经系统也过于敏感,对外界刺激有高度的敏感性,稍有意外刺激极易诱发哮喘。反之,良好的情绪可以抑制疾病的发作。

精神因素对哮喘发病有明显影响,强烈的情绪可诱发演员在演出中哮喘发作;可使学生在期末考试时急性哮喘发作的病例增加;某些病人对某些花过敏,以后一旦看到纸做的花亦能引发哮喘。有些病人在初感胸闷气急时,立刻放松静坐或缓慢轻轻地进行深呼吸,症状可以得到一定的缓解。因此,哮喘病人应注意稳定自身的精神状态,避免情绪波动,增强自身对于外界精神刺激的耐受性。

精神因素影响哮喘发作的机制目前尚未明确,有人认为可能与大脑皮质思维活动作用于丘脑组织,而改变了迷走神经兴奋性,使支气管平滑肌张力增高有关。临床发现某些不良暗示激发的哮喘,可用阿托品进行有效控制,也有人认为精神因素影响哮喘发作与精神因素改变机体儿茶酚胺的含量有关。

28.儿童哮喘临床表现有哪些

由于患儿往往表达能力较差或无表达能力,许多前驱症状仅能依靠家人的介绍或医生的观察,其临床表现主要有以下几方面。

(1)发作先兆及早期表现:患儿受到变应原、冷空气或其他诱因的刺激时,往往首先表现为上呼吸道过敏的症状,如眼痒、鼻痒、打喷嚏、流清涕等,由于婴幼儿对痒的表达困难,往往仅表现为揉眼、搓鼻等。进一步表现为上腭及咽痒、干咳和呛咳。这些症状通常在哮喘发作前可持续数小时或数天。

(2)典型发作时表现:突然发作的喘息为儿童哮喘的主要特征,儿童哮喘的喘息症状根据哮喘的严重程度而有较大的差异。患儿可出现高调喘鸣声,不用听诊器或相隔一定距离即可听到。呼吸频度加快、呼吸困难,婴幼儿可表现为张口呼吸、鼻翼翕动。许多患儿可伴有咳嗽,一般病初为干咳,发作消退时咳出白色黏液样痰。严重发作时可表现为烦躁不安、发绀、面色苍白、出冷汗。查体可见三凹征、心率加快、双肺有哮鸣音。进一步加重可出现心力衰竭的表现,如颈静脉怒张,水肿,肺底中、小水泡音,肝大。慢性哮喘患儿可见肺气肿体征,如桶状胸、胸部叩诊呈鼓音等。

(3)缓解期的表现:在缓解期,哮喘患儿可无任何症状和体征,对活动无影响,或仅表现为过敏性鼻炎和咽炎的症状。少数患儿可有胸部不适,肺内哮鸣音或有或无。长期反复发作者可有肺气肿等表现。

29.老年性哮喘临床表现有哪些

(1)咳嗽、咳痰、气短及阵发性夜间喘息发作:在图森城对哮喘的调研中发现,70%老年哮喘病人有气短伴有喘息,而在非喘息的老年人只有11%存在气短伴有喘息。有63%的老年哮喘病人在发病前有多年的咳嗽史。但由于老年人对其不敏感而导致未能及时就诊,延误了正确的诊断和及时治疗。Lee 等的研究发现,在15例老年哮喘病人中,14例病人有咳嗽及阵发性夜间喘息发作,同时伴有胸闷及胸部紧缩感。

(2)对症状的反应迟缓:由于老年人全身及呼吸系统功能退行性变和老年人神经传导速度的减缓,对症状的反应迟缓,同时气道反应的刺激阈值也降低,加上基础肺功能储备不足等因素,一旦发病则易导致危重型哮喘的发生概率几乎是非老年组的 2～3 倍,因此对于老年性哮喘应提高警惕,及时诊断和积极治疗是非常重要的。

(3)老年性哮喘病人的伴发病和并发症较多:最为常见的伴发病是与年龄相关的心脑血管疾病(如冠心病、脑动脉硬化、高血压等)和糖尿病等,其他包括高血压性心脏病、左心衰竭和心肺功能不全等,这些伴发病使哮喘的诊断较为困难。同时,由于老年性哮喘病人也易并发慢性支气管炎、慢性阻塞性肺病等呼吸系统疾病,使之与哮喘病相混淆而导致误诊。此外,由于老年哮喘病人的抵抗力下降和免疫功能降低,其易患感冒或并发呼吸道感染,这也是老年哮喘的特点之一。

30.月经性哮喘临床表现有哪些

月经性哮喘是指哮喘与妇女月经周期有关,有月经前期或月经期哮喘症状加重的现象,一般常见于育龄妇女在月经来潮前5～7天有明显的哮喘发作倾向,尤以月经前2～3天发生率达到高峰,称为"月经前哮喘",月经来潮后症状逐渐减轻。有的则在月经期间发作,称为"月经期哮喘"。目前的研究推测其原因有:内源性前列腺素分泌增多;体内黄体酮与雌激素水平下降;痛经;月经前及月经期免疫状态的变化。月经性哮喘病人的临床主要特点是哮喘的症状在月经前期或月经期规律性发作或病情加重,呼吸道的症状与其他类型相似。具体有以下特点。

(1)发病时间的规律性:月经期前一周内或在月经期间出现规律性的咳嗽、哮喘等症状发作,昼夜均可发作。哮喘在月经期前发作的称为"月经前哮喘",这种哮喘在月经来潮前2～7天发作,在月经来潮后症状可自行缓解或逐渐减轻。哮喘在月经期发作者则称为"月经期哮喘",这种哮喘在月经来潮时发作或加重,月经结束后症状可自行缓解或逐渐减轻。临床上以月经前哮喘更为常见。

(2)病情发展:月经性哮喘的严重程度不一,大多数单纯性月经哮喘的病情并不严重,可危及生命者仅为极少数。大多数患有哮喘的生育期妇女往往在常年性哮喘发作的基础上出现月经期加重的现象。

（3）其他：月经性哮喘病人的细胞免疫功能可以降低，月经前或月经期的肺功能可有不同程度的下降，部分病人的肺功能可在月经期或月经前快速下降。对控制良好的哮喘妇女在其月经来潮前、后1周分别进行气道反应性测定，结果气道反应性、用力呼气容积均无显著性差异改变。

31.人们是怎样认识运动性哮喘的

运动性哮喘发病的主要病理学基础是气道高反应性，通常是指在排除其他诱发哮喘发作因素的情况下，经过一定量的运动（5～10分钟短暂运动）后而诱发典型哮喘症状发作的一种疾病，绝大多数病人在休息30分钟至1小时后症状可自行缓解。在临床上，90％以上的哮喘病人的喘息症状可随着运动量的增加而加重。而许多经运动激发试验确诊为运动性哮喘的病人，接触变应原或呼吸道感染等因素也可诱发其哮喘的发作。因此，许多作者并不把运动性哮喘作为一种独立性疾病来看待，仅仅把其看成是哮喘病人的一个诱发因素。但是临床上确有一部分病人，运动是诱发其哮喘发作的唯一因素。Rupp等在对美国166所高校进行了运动性哮喘的流行病学调查发现，64％的运动性哮喘病人的静息肺功能是正常的，而且从未有哮喘发作史，给这些病人进行运动激发试验可帮助确诊为运动性哮喘。

迄今为止，对运动性哮喘的发病机制仍有较多争议，发病机制中的许多环节的详细机制尚需进一步研究和探索。目前大多数学者认为运动性哮喘的发病机制主要有以下几方面理论。

(1)热丢失和水分丢失理论：许多研究证实，运动性哮喘的发作与运动时的过度换气，从而造成气道内的热能丢失和水分散失有密切关系。气道的热能丢失可以导致气道内温度下降，气道内水分的损失可以导致气道内衬液层的脱水，这可能是运动性哮喘发生的主要机制，也是热丢失理论的主要内容。

由于气道内温度降低而诱发的运动性哮喘的主要原因是引起支气管痉挛，其机制是多方面的：①气道内温度降低可直接刺激平滑肌，平滑肌的去极化而引起收缩。②气道内水分的丢失，导致气道内衬液层脱水、局部渗透压增高，引起肥大细胞释放介质。③组胺等炎性介质在低温的情况下诱发气道平滑肌痉挛的效应增强。④气道内温度降低可使气道平滑肌内的 ATP 酶系列的活性降低，从而发生"寒冷性收缩"。⑤寒冷可导致自主神经系统的副交感神经活性增强，导致支气管扩张作用减弱。上述的气道内温度降低引起的支气管痉挛的各种机制均为热丢失理论提供了有力的理论依据。

虽然大多数学者认为，热丢失理论是导致运动性哮喘的主要机制，但仍有一些研究对热丢失理论提出异议，Hahn等研究表明，假如运动时吸入气体湿度不变，吸入空气温度高与吸入空气温度低进行比较发现，运动后所产生的支气管痉挛程度并无明显不同，对热丢失机制提出不同的看法，运动性哮喘的不应期现象也不支持热丢失理论，即如果病人在运动前做轻微的活动或做运动体操，可使病人产生不应期，此时再进行相同的运动和丢失相似的呼吸道热能，病人可以不发病或发病轻微。根据这种不应期现象,这些作者认为换气过度的热丢失所导致的气道内温度降低是运动性哮喘的主要因素,但不是唯一因素。

(2)"炎症"理论:该理论是运动性哮喘发生的主要机制之一。研究证实,在运动性哮喘发作期间,病人周围血清中组胺等介质的含量有所增加,并且发现使用色甘酸钠等肥大细胞膜稳定药可以有效地抑制运动性哮喘的发生。这些研究均提示运动性哮喘与肥大细胞释放介质有关。然而有人认为,运动后周围血清中组胺浓度的增加与运动后嗜碱性粒细胞的增加有关,而与支气管痉挛无关。近年来,许多作者认为炎性介质释放理论是建立在热丢失理论之上的,气道内的温度降低和水分丢失是引起炎性介质释放的主要原因。

近年的研究证实,运动还可以诱发微血管效应。气道内的微血管对温度的变化是极为敏感的,当气道内温度下降时,可导致气道壁反应性充血和水肿,类似炎症反应过程,因此导致气道的狭窄而诱发哮喘,这在气道内毛细血管床极为丰富的哮喘病人中危险性更大。运动性哮喘与其他类型哮喘一样存在着气道高反应性,也提示了运动性哮喘有潜在的气道炎症。

(3)神经机制:有研究表明,运动性哮喘病人与正常人运动比较时,其交感神经的反应性明显降低,运动前预防性给予去甲肾上腺素治疗能明显减轻支气管痉挛的程度。此外,有人认为迷走神经在运动性哮喘的发生机制中也有重要作用。

总之,运动性哮喘的发生机制是多方面的综合因素,除以上所述的诸因素外,剧烈运动产生的乳酸增多,需氧量增加,低磷酸血症等因素,也是引起运动性哮喘的发病因素。此外,运动性哮喘病人在运动时血浆皮质醇水平降低(正常人运动后血浆皮质醇浓度增加)也可能是运动性哮喘加重的原因。因此,在运动性哮喘的防治过程中也不应忽视这些附加因素。

32.职业性哮喘有什么临床表现

职业性哮喘的症状和体征与一般哮喘相似,但职业性哮喘的一个最主要特点是喘息症状均在工作现场接触职业性致喘物质后出现,表现为工作期间或工作后数小时发生气促、胸闷、咳嗽、喘鸣,常伴有过敏性鼻炎或结膜炎症状。通常在上班第一天症状最为剧烈,有人称之为"星期一综合征",而周末放假或离开工作环境,上述症状和体征可自行缓解或消失,但接触后又会复发。持续接触职业性致喘物质可导致症状持续存在,与工作的关系可能会变得模糊。有些病人发病后,其气道呈高反应性状态,或致敏原仍滞留在肺和气道内,即使脱离工作环境,哮喘仍可反复发作,持续很长时间。许多对大分子致喘物质过敏的病人可出现迟发相哮喘反应,症状可出现于工作日的晚上和非工作时间,由于时间的关系常被人们所忽视。咳嗽、鼻炎和咽炎症状常是职业性哮喘发作的先兆症状,易被误诊为"支气管炎""鼻炎"和"咽炎"等。所以,健康不吸烟者工作一段时间后出现慢性呼吸道症状或鼻炎或咽炎时,应考虑是否与职业有关。

临床上根据一次性暴露于职业性致喘物质后出现的通气功能变化,将职业性哮喘分为3种类型:①速发型。是指吸入致喘物质后数分钟到1小时内出现阻塞性通气障碍(以用力呼气容积下降15%以上为阳性)。②迟发型。吸入致喘物质当时不明显,但在4～6小时甚至更长时间后出现了典型的阻塞性通气障碍。③双相型。两种反应均有。

33.胃-食管反流与哮喘有何联系

胃-食管反流是由于食管下端的括约肌张力下降,导致胃十二指肠内容物反流至食管而引起的一种胃肠动力性疾病。这种疾病的主要症状是:胸骨后及上腹部疼痛,烧灼感,伴有反胃,反流物呈酸性或苦味,常发生于餐后,尤其平卧、弯腰时明显,站立位可缓解。

随着现代医学的高速发展,国内外学者研究发现,久治不愈的顽固性哮喘可能与胃-食管反流有关。多发于30岁以上及胃病病人;难治性顽固性哮喘病人;多有吸烟、饮酒史的人群。发作时伴有胸骨后或上腹部烧灼样感,以及憋闷、反酸或消化不良等症状,尤其是进食酸性食物后喘咳发作,或是呕吐后易出现咳喘;或体位改变时出现胃烧灼感和哮喘加重者,或是哮喘病人同时存在反酸、胃烧灼感、嗳气、腹胀、胸背痛等消化道症状,用常规的抗哮喘治疗很难控制,或有夜间大量反酸至咽喉导致呛咳的现象等,就很可能是患了反流性"哮喘"即胃性哮喘,或是对气管扩张药无效及对激素严重的依赖者,很可能就是胃性哮喘。

那么,胃-食管反流与哮喘之间有什么内在联系呢? 首先,有关的统计资料表明:"哮喘病人患胃-食管反流病较正常人群多,一般认为约占 50%。"之所以会出现这种情况,主要原因有以下两个方面:①在哮喘病人中,若长期应用 β_2 受体兴奋药、茶碱类药物、抗胆碱能药物及钙离子拮抗药等,都会增加胃酸分泌和加重胃-食管反流。②哮喘的反复发作,气流阻塞,横膈压力增加可将胃内容物泵入食管;肺膨胀过度造成横膈低平也可导致食管下端括约肌功能障碍而产生胃-食管反流。而胃-食管反流又可以反过来诱发和加重哮喘。这是因为在人体胚胎期食管和支气管都是由肠分化而来的,并通过两者共同的自主神经支配。胃酸反流到食管所产生的不良刺激可以通过迷走神经介导的反射,促发支气管收缩而诱发哮喘。同时,有炎症的食管被酸性物质作用后,通过迷走神经使得气管的高反应性进一步增强。

所以,对于哮喘病人、特别是夜间哮喘者来说,如果同时伴有胃-食管反流的症状,尤其是在反流的同时出现咳嗽、气喘等症状时,就应该进行检查和治疗。

检查方法:①X 线钡餐检查可以观察食管的运动功能,最好使用双重对比检查,电视透视可以显示胃-食管反流及运动异常。②食管内镜检查可以提供食管黏膜有无异常。③食管运动功能及测压检查可用于评价食管运动形式,了解食管括约肌功能。④食管酸灌试验,又称 Bcrnstcin 试验,对于诊断症状性胃-食管反流有意义。

34.阿司匹林性哮喘的症状和体征有哪些

1911 年,Gilbert 首次记载了对阿司匹林的特异性反应可引起哮喘急性发作，即所谓阿司匹林性哮喘，或称阿司匹林不耐受性哮喘。由于阿司匹林性哮喘是药物性哮喘中最为重要的类型，且发病急，病情重，容易导致哮喘猝死，故在此进行专门介绍。

阿司匹林性哮喘并不仅仅是由阿司匹林引起的，许多解热镇痛药如非那西丁、对乙酰氨基酚（扑热息痛）、氨基比林和非甾体类抗炎药物都可以引起阿司匹林性哮喘，故统称上述药物为阿司匹林类药物。这些药物的化学结构与阿司匹林差异很大，而与阿司匹林的化学结构相似的水杨酸钠则不能诱发阿司匹林性哮喘。

在服用阿司匹林类药物后出现以剧烈的暴发性哮喘为临床特点。典型的临床表现为在服用解热镇痛药 10～120 分钟（绝大多数病人的潜伏期在 30 分钟，也可在服药 180 分钟以后发病）后，即可引起剧烈哮喘发作。病人往往突然发作，呈端坐呼吸，常有发绀，伴有大汗淋漓，结膜充血，说话困难，烦躁不安，症状短可持续 2～3 小时，长则 1～2 天。

阿司匹林性哮喘以中年人（35～40 岁）发病居多，女性多于男性，儿童较少患病。大多数病人有数年的慢性鼻炎（10％），鼻息肉（72％），鼻窦炎或黏膜肥厚（81.2％）和嗅觉减退的病史，其中以鼻息肉为阿司匹林性哮喘的特异性症状。绝大多数病人有哮喘病史，只有少数病人既无鼻部疾病也无哮喘病史。病人因发热、疼痛服用阿司匹林类药物后而发病。阿司匹林性哮喘的临床表现因不同的病人而各异。这种差异可能与其发病机制不同有关，即不同发病机制的阿司匹林性哮喘可以有不同的症状，如以 I 型变态反应为主者,服用阿司匹林类药物后在出现喘息症状的前后可同时伴发各种过敏症状,如血管神经性水肿、荨麻疹、喉头水肿或鼻痒,打喷嚏、大量流涕,鼻塞,颜面潮红,结膜充血,周身瘙痒等。典型的阿司匹林性哮喘发作时表现为发绀明显,严重病人对治疗反应较差,少数病人可因休克、窒息而死亡。血液、鼻腔分泌物中嗜酸性粒细胞增多。

初步诊断为阿司匹林性哮喘时重症病人占 60% 左右。糖皮质激素依赖者近 50%。阿司匹林性哮喘病人中有近 36% 合并有鼻部疾病,包括慢性鼻炎、鼻息肉、副鼻窦炎及嗅觉异常。其中,鼻息肉与嗅觉异常在其他类型哮喘中较少见,因而较具特异性。几乎所有的病人均曾有过敏性鼻炎的症状和体征。末梢血中嗜酸性粒细胞与其他哮喘无差异。约 2% 的阿司匹林性哮喘病人合并有特应性特征,血 IgE 水平增高。

35.肺源性哮喘与心源性哮喘有什么不同

(1)肺源性哮喘

①支气管哮喘。是一种过敏性疾病。多数病人容易在春天或秋冬发作,夏季则多缓解或减轻。此病儿科非常多见,占整个哮喘病人中的 30% 以上。它的典型临床表现是发作前常有咳嗽、胸闷或连续喷嚏等先兆症状,随即迅速出现以呼气性呼吸困难为特征的喘息,此时病人多被迫处于坐位,两手前撑,两肩耸起,额部冷汗,非常痛苦。

②慢性喘息性支气管炎。是慢性支气管炎中的一型,发作时的临床表现与支气管哮喘发作期相似。主要的不同

点是本病多见于老年人或中年人,儿童期较少。

③各种原因导致的支气管管腔狭窄。如慢性支气管炎并发急性感染,或支气管肺癌时肿瘤生长在气管隆嵴部,引起双侧支气管不完全阻塞等,也可以引起与哮喘发作状态相似的表现。

(2)心源性哮喘:是由于左心衰竭和急性肺水肿等引起的发作性气喘,其发作时的临床表现可与支气管哮喘相似。心源性哮喘既往有高血压或心脏病史,哮喘时伴有频繁咳嗽、咳泡沫样特别是血沫样痰,心脏扩大,心律失常和心音异常等。

心源性哮喘和肺源性哮喘的不同,还可以从以下两点区别:

①容易在夜间发作。心源性哮喘发作往往表现在夜间睡眠中突然因发憋醒来,被迫坐起。其中,轻者常于端坐数分钟后自行缓解,重者则可在一夜之间反复发作数次。一般认为,这是因为夜间迷走神经的紧张度增高,以致支气管平滑肌紧张使管腔变窄,更容易引起缺氧或使缺氧加重之故。

②端坐后可以使哮喘缓解。这是由于平卧时从周身回流到心脏的血量增多,使心脏的负担增重,而端坐时上半身和肺部的血液一部分转移到腹腔脏器和下肢,以使回心的血量减少和肺瘀血的程度减轻。一般端坐比卧位时的肺活量可以增加 10%～30%。

36.胆石症与哮喘有什么关系

胆石症发作时常可并发哮喘,而使病情复杂化,增加胆管疾病诊断和处理的困难。从临床现象观察,哮喘所以易与胆石症并发,可能与下列因素有关。

(1)胆结石并发哮喘多见于天气较冷的季节。由于胆石症的发作,一时性的呼吸运动增强,促使冷空气较多地吸入气管,可发生一时性的支气管收缩痉挛。

(2)胆石症发作时,病人的情绪受到刺激,腹痛发作时骤然深吸气,均可兴奋肺的呼吸受体,引起反射性的支气管收缩。另外,丘脑下部的功能发生了改变,使副交感神经释放超过交感神经释放,从而产生支气管收缩。

(3)胆管疾病,特别是严重的胆管感染,常伴有代谢性酸中毒出现,血液二氧化碳结合力降低。如病人出现休克,并可产生低氧血症,也可诱发支气管痉挛。

气道在自主神经系统支配之下,由胆碱能的刺激而引起支气管收缩。气道的胆碱能调节是通过迷走神经支配的,胆管疾病的发作,增强了迷走神经的反射性活动而产生支气管收缩。这类情况应用阿托品,有助于收缩的支气管平滑肌松弛,使症状获得改善。

胆石症并发哮喘如处理得当,疗效多较满意。一般当胆结石症状缓解,哮喘亦多已得到控制,如胆石症获得治愈,常可减少哮喘的复发。

37.哮喘常引起哪些并发症

哮喘是一种与免疫功能障碍有关的呼吸系统疾病,因此就其发生发展来看,不但与免疫系统、呼吸系统密切相关,对机体的各个系统都会产生重要影响而并发其他疾病,而且这些并发症又直接影响到哮喘的治疗和预后，使病情更为严重而复杂。

（1）常见的呼吸系统并发症：①肺部感染。其发病率达43%，是哮喘的主要并发症。哮喘本身极易导致肺部感染，而感染又可加重哮喘，难以控制，因此积极预防和治疗并发的肺部感染是缓解哮喘发作的重要环节。②肺气肿和肺心病。由于长期反复发作的慢性炎症，使气道发展为不可逆性狭窄，气管平滑肌肥厚，黏膜下纤维化和气道重建，周围肺组织对气道的支持作用消失，肺泡积气膨胀，肺泡破裂，融合成肺大泡，形成阻塞性肺气肿。由于病情继续演变，肺泡毛细血管床破坏、减少，肺活量阻力增大，肺动脉呈高压状态，使右心室负荷加重而发生右心衰竭，形成肺心病。③自发性气胸（纵隔气肿）和肺不张。④呼吸衰竭。其发生率可达7.4%，因此对重症哮喘应尽早就呼吸衰竭进行监护和防治。

（2）循环系统并发症：①心律失常。发生率为18.2%，主要是室上性心律失常，这与低氧、电解质紊乱、酸碱平衡紊乱、肺动脉高压等有关。尤其并发慢性肺部疾病、急性呼吸衰竭时，严重室上性心律失常者死亡率达46%。②高血压。其发病率可达24%～30.7%。有人认为这是缺氧所致，也有人认为这是血管紧张素-醛固酮系统被激活导致高血压。此类病人宜选用降压、平喘双重作用的药物，如硝苯地平、硫酸镁等。③心脏骤停。急重哮喘发生心脏骤停的因素可以是呼吸道阻塞、严重缺氧、窒息而导致心室纤颤所致。由于哮喘长期使用异丙肾上腺素等 β_2 受体激动药，可导致心肌坏死,异丙肾上腺激素与茶碱类药物并用时两者毒性协同也可加重毒性作用;另外,哮喘急性发作出现呼吸衰竭并发神经精神障碍,即肺性脑病时也可出现心脏停搏。此发病时间大多在凌晨,且发生前可无特异性的先兆症状,大部分病人得不到及时有效的救治,故死亡率很高。

(3)消化系统损害:主要是消化道出血,这与胃黏膜长期缺氧,血液循环差,造成溃疡有关,或长期应用激素及氨茶碱等药物也会出现。还有缺氧和二氧化碳潴留,血中胃泌素可能升高,也易发生胃黏膜溃疡、出血等。

(4)其他:哮喘还可导致儿童发育不良及胸廓畸形。

综上所述,支气管哮喘不论在发作期或慢性阶段,都可能因各种并发症给病人带来更多的痛苦和危险,造成治疗上的困难,所以要及时治疗并积极预防。

38.中医对哮喘是如何分级和分期的

☆根据病情严重程度分为表证和里证

根据近年来中西医结合治疗哮喘的临床经验,我们从中西医结合的角度,根据哮喘病情的严重程度将支气管哮喘分为表证、表里夹杂证和里证三大类。

(1)表证:哮喘的表证是指气道变应性炎症以上呼吸道为主,往往见于哮喘的潜伏期或发病初期,由于外感六淫(风、寒、暑、湿、燥、火)邪气,即现代医学所指的变应原、冷空气、刺激性气体和病毒感染而出现一系列的上呼吸道过敏症状,开始表现为鼻眼发痒、打喷嚏、流清涕和鼻塞等过敏性鼻黏膜眼结膜炎的症状,即中医辨证的表证。随着疾病的发展,由表及里逐渐出现咽痒、咳嗽、胸闷和偶发性哮喘。表证如不积极治疗往往可逐步发展成表里夹杂证或里证。中西医结合分型宜将表证哮喘分为风寒表证和风热表证。

①风寒表证。与西医诊断的轻度间歇性哮喘合并过敏性鼻炎相同,遇冷感寒即发,症见恶寒无汗、鼻痒、打喷嚏、流清涕、咽痒、咳嗽,时有气促哮鸣(每周<1次),痰白稀,舌苔薄白,脉浮紧,气道反应性测定往往呈轻度增高。在发作间期病人无症状,肺功能正常。最大呼气流量或用力呼气容积≥80%预计值,最大呼气流量变异率<20%;在治疗上通常根据需要吸入短效 β_2 受体激动药,首选沙丁胺醇(喘乐宁)。治疗用药强度取决症状的严重程度,可同时吸入色甘酸钠治疗和口服抗变态反应药物。中医治则宜辛温解表、降气平喘,方药以三拗汤或麻黄汤为主。

②风热表证。与西医诊断的呼吸道病毒感染诱发的轻度哮喘相同,多见于婴幼儿和儿童哮喘,症见发热微恶风,汗出不畅,头痛鼻塞,咽喉红痛,流涕稠浊,咳嗽气急,哮鸣高粗,痰少黏稠,舌尖红,苔薄黄,脉浮数。西医在抗病毒治疗的同时,应根据喘息症状的严重程度分别应用糖皮质激素和舒张药(吸入喘乐宁等短效 β_2 受体激动药为主),有过敏性体质的患儿宜尽早配合储雾罐吸入糖皮质激素进行早期干预,首选氟替卡松气雾剂。中医治则宜疏风清肺、降气定喘,以银翘散为主方加味或用麻杏石甘汤加味。

(2)表里夹杂证:表里夹杂证主要是指轻、中度持续性哮喘病人或过敏性鼻炎病人已发展为哮喘,病情已由表入里，气道炎症由上呼吸道已蔓延至下呼吸道，此时往往出现反复发作或持续性的喘息症状，但发作程度通常为轻、中度，气道反应性测定往往呈中度增高，为临床上最为常见的一种类型。中西医结合分型的表里夹杂证主要包括表寒里饮证、表寒里热证和肺气郁痹型。

①表寒里饮证。相当于西医诊断的轻度或中度持续性过敏性哮喘，表现为经常性的气短息促（每周2次以上），动则更甚，复感外寒或哮喘日久则咳喘加剧，恶寒肢冷，痰液清稀多泡沫，无汗，舌淡紫，苔薄白或白滑，脉弦紧，同时往往可伴有鼻痒，打喷嚏，流清涕和咽痒等表证。肺功能检查往往最大呼气流量或用力呼气容积60%～80%预计值，最大呼气流量变异率＞30%。中医治则宜发表温里、降逆平喘，方药以小青龙汤或解表逐饮汤为主进行加减。西医治疗以吸入糖皮质激素为主，首选氟替卡松（辅舒酮）125～500微克，其他依次选用二丙酸倍氯米松（必可酮）250～750微克和丁地去炎松（普米克200～800微克）；可以配合定期吸入长效 β_2 受体激动药（如沙美特罗），口服抗白三烯药物；必要时吸入短效 β_2 受体激动药。

②表寒里热证。相当于西医诊断的呼吸道病毒感染诱发的哮喘或哮喘合并呼吸道细菌感染，见于寒邪束表，肺有郁热，或表寒未解，内已化热，症见喘鸣气急，息粗，痰稠黄，伴形寒身热，烦闷身痛，舌红苔薄白，脉浮数或滑。中医治则宜宣肺泄热为主，方药给麻杏石甘汤加味。西医治疗根据病原菌给予抗病毒药物或抗生素，同时根据病情的严重程度吸入不同剂量的糖皮质激素，必要时吸入短效 β_2 受体

激动药。

③肺气郁痹型。相当于心理因素诱发的哮喘,在气道高反应性的基础上因情志刺激而诱发时突然呼吸困难,哮鸣气促,可自行缓解,或伴失眠,烦躁和心悸,苔薄,脉弦。中医治则宜降气平喘开郁,方药用五磨饮子加减。西医以给予必要时吸入短效 β_2 受体激动药为主,同时应给予心理疗法或暗示治疗,嘱病人避免过于激动等情绪。

(3)里证:里证通常是指中度以上持续性哮喘病人,或伴有慢性肺部阻塞或伴有呼吸衰竭。中医通常将里证分为寒喘型和热哮型(见寒证和热证)。此外,还可分为痰浊阻肺型、喘脱型、阳虚水停型和痰蒙清窍型等。

①痰浊阻肺型。此型相当于重度慢性哮喘,症见持续性哮鸣,痰多、黏腻色白,咳吐不利,胸满闷窒,兼有呕恶,纳呆,苔白厚腻,脉滑。肺功能检查可见最大呼气流量或用力呼气容积<60%预计值,最大呼气流量变异率>30%,在治疗上每日需用多种抗炎药物,如大剂量吸入糖皮质激素(氟替卡松在 500~1 000 微克),二丙酸倍氯米松和丁地去炎松 1 000~2 000 微克甚至以上,口服茶碱缓释剂、配合吸入或口服长效舒张药和(或)长期口服糖皮质激素、吸氧等治疗。中医治则宜降气平喘化痰,方药以二陈汤合三子养亲汤为主。

②喘脱型。此为危重度哮喘发作伴有呼吸衰竭,为肺气欲绝,心肾阳衰的危象。症见喘鸣剧甚,张口抬肩,鼻翕气促,端坐不能平卧,心慌动悸,烦躁不安,汗出肢冷,脉浮大无根,甚则神志恍惚。治宜扶阳固脱、镇摄肾气,方剂以

参附汤加味为主。西医治疗以保持呼吸道通畅（如机械通气）、纠正缺氧和控制呼吸道感染为主。

③阳虚水停型。此型多见于疾病后期伴有心力衰竭者，症见哮鸣咳喘，心悸胸闷，唇甲发绀，颈脉怒张，肢体水肿，尿少腹胀，舌质淡胖，脉沉细。治宜温肾益气、化痰行水，方药以真武汤加减为主。西医以吸氧、强心利尿、解痉和纠正水电解质紊乱等为主。

④痰蒙清窍型。此型为哮喘致呼吸衰竭、肺性脑病症状出现，症见哮鸣息低，神志恍惚、嗜睡、昏迷或肢体抽动、烦躁不安，苔白腻或淡黄腻，舌质红或淡紫，脉细滑数。中医治则宜涤痰、开窍、息风，方药为涤痰汤合安宫牛黄丸或至宝丹。西医治疗可配合给予呼吸兴奋药、脱水药和镇静药。

☆根据病情的不同阶段分为实证和虚证

西医将哮喘分为缓解期（也称慢性期）和急性发作期，从中医的观点来看，哮喘缓解期以虚证为主，哮喘急性发作期以实证为主。

（1）虚证：哮喘是一种慢性气道炎症性疾病，反复发作，日久正气必虚，故在缓解期主要表现为虚证，根据体质和脏器不同的虚像，主要表现为肺虚、脾虚及肾虚，但有部分病人往往又表现为肺脾两虚、肺肾两虚等证型。所有以虚证为主的轻度持续性哮喘病人，均应根据病情的严重程度吸入糖皮质激素，同时根据虚证的类型给予中医中药治疗。

①肺虚型。自汗、怕风、常易感冒，每因气候变化而诱发，发前打喷嚏，鼻塞流清涕，气短声低，喉中带有轻度哮鸣

音,咳痰清稀色白,面色㿠白,舌质淡苔薄白,脉细。兼有气阴两虚者则痰少黏腻,舌红少津。中医治则宜补肺固卫平喘,方剂以玉屏风散或补肺汤加减为主。

②脾虚型。症见食少脘痞,大便不实,常因饮食失当(如饮酒、鱼腥、盐腌制品等)而诱发哮喘。伴有倦怠气短,语言乏力,舌淡有齿痕,苔薄白,脉细濡。中医治则宜健脾化痰平喘,以六君子汤加减为主。

③肾虚型。久病体虚,平素气短息促,动则尤甚,腰膝酸软,劳累后哮喘易发,自汗畏寒,面色苍白,舌红少苔,脉细数。中医治则宜补肾纳气平喘,方剂以金匮肾气丸或七味都气丸加减为主。

(2)虚实夹杂证:慢性哮喘久病体虚,在此基础上急性发作时往往表现为虚实夹杂的证候,如肾虚夹痰型除见有肾虚型证候外,同时还伴有哮鸣痰多,气急胸闷,舌苔厚腻等,证属"上实下虚"。西医治疗以吸入糖皮质激素为主,根据有无并发呼吸道感染而决定是否应用抗生素;中医治则以化痰降逆、温肾纳气为主,可用苏子降气汤加减。此外,尚有其他类型如痰热壅肺型(见热哮证)和寒痰阻肺型(见寒哮证)等。

(3)实证:实证的出现一般均在哮喘急性发作期,因病情严重程度不同可见咳喘气急,哮鸣气粗,胸闷痰多,不能平卧,严重时可见目胀睛凸,口唇发绀,额汗淋漓,甚至持续哮喘发作,或伴发热畏寒,舌苔厚腻,脉呈弦、滑、紧、数等表现。在治疗上应根据"急则治标,缓则治本"原则,西医应首先选择吸入短效 β_2 受体激动药以缓解哮喘症状。如果症状反复发作,可常规吸入短效 β_2 受体激动药或口服 β_2 受体激动药,必要时使用持续雾化吸入。若单用短效 β_2 受体激动药吸入 1 小时后症状无改善,最大呼气流量在 50%~70%,应口服糖皮质激素以加速哮喘症状的缓解。并可考虑全身应用糖皮质激素和茶碱类药物。中医治疗宜在辨明实证的基础上,进一步辨清表里和寒热进行治疗。

39.哮喘病人如何为医生提供有价值的诊断线索

(1)发病规律:如突然发作,可自行缓解,发作与接触某些物质或吸入某些刺激物有关,用某种药物或食物后发作,发作与运动、气候和环境的关系、昼夜规律,应用舒张药可否迅速缓解症状等。

(2)季节:具有季节性发病的哮喘病人,多为花粉、尘螨和真菌等过敏或对气候变化敏感者。发病多在花粉飘散、尘螨、真菌繁殖的季节。花粉过敏者的发作与当地的花粉飘散季节有关。真菌和尘螨在温暖潮湿的环境中生长快。不同的地区有不同的发病季节,通常春秋两季是尘螨生长的高峰,而梅雨季节则是真菌过敏的高发季节。但注意的是,在空调房间尘螨可全年繁殖,其分泌代谢产物和分解碎屑可飘散,使尘螨过敏的哮喘病病人发病的季节性被扰乱。

(3)环境:室内外的症状改变可谓是一个重要线索。由于室内外的过敏原品种和比例不同,使病人的症状加重或减轻。此外,室内外温差变化也可引起症状的改变。某些病人在某一特定的工作、生活环境会发病,而脱离该环境后症状可得到缓解,这可能与该环境存在某种致敏因素、刺激性气体或粉尘等有关。

(4)运动:运动时和运动后出现症状或症状加重。应注意的是,对于运动后仅出现咳嗽或咳嗽频率增多而无喘息、气急者不可忽视。

(5)过敏症状或过敏史:哮喘病人中70%以上有过敏史。对于不典型的哮喘表现,病人是否有过敏症状或过敏性疾病显得十分重要。

(6)家族史:病人近亲中患有哮喘、过敏症状或过敏性疾病,可对哮喘的诊断提供帮助。

(7)湿疹史:应向医生叙述病人婴儿期是否患有婴儿湿疹(奶癣),或脸部、头皮等是否有过湿疹样表现,哪怕仅一小块皮肤。

(8)有胶冻黏痰咳出:这些黏痰呈无色或灰白色半透明,细小,质软如胶冻状,多呈米饭粒或粉丝样,也有呈黏柱状或小块果冻样,量可多可少,可单独咳出,也可随泡沫痰液咳出。这是因黏液在细支气管内凝结而形成的"黏液栓"。

(9)曾被诊断为支气管炎者:许多哮喘病人由于当时的症状不典型或处于病程早期而无明显喘息或轻微的喘息症状或受到医疗水平的影响等,曾被误诊为所谓的"气管炎""支气管炎""慢性支气管炎""喘息性支气管炎或呼吸道感染"等,这些情况在儿童期较多见。

三、哮喘的治疗

1.治疗哮喘的药物有哪几类

作为临床医生,只有全面掌握各种抗哮喘药物的有关知识,才能根据病情来权衡利弊,选择合理的药物、合理的给药途径和合理的剂量,以发挥药物应有的作用,做到安全、有效和经济的用药。

抗哮喘药物主要分为长期预防用药和迅速缓解用药。根据药理机制主要包括以下几类:糖皮质激素类(包括吸入剂型和全身剂型),β_2受体激动药(包括速效和长效、吸入剂型和全身剂型),抗胆碱药(以吸入剂型为主),茶碱类,抗白三烯类和抗组胺类等。

(1)剂型和给药途径:抗哮喘药有吸入、口服、肌内注射、静脉给药和直肠给药多种途径。吸入给药包括雾化吸入和干粉吸入。雾化吸入有定量压力气雾剂、超声雾化和射流雾化等不同方法供药。影响雾粒或干粉在呼吸道沉积的因素包括呼吸方式、吸入装置和雾粒直径等。临床上最为常用的定量揿压气雾剂应当配合储雾罐使用。口服有片剂、胶囊和糖浆等不同制剂,且有短效、缓释和控释之区别。

(2)药代动力学:不同药物、相同药物的不同剂型或不同给药途径其药代动力学不同,即吸收、代谢、体内分布或排泄也会不同。必须掌握药物的吸收、分布、半衰期、表观分布容积、药-时曲线下面积、血药峰浓度和谷浓度等药代动力学参数。鉴于许多抗哮喘药物在临床上有明确的安全有效的血药浓度范围,我们可利用血药浓度来设计治疗方案,确定用药剂量和用药的间隔时间。从药效学来看,也要了解药物起效时间、达峰时间和作用维持时间等时间药理学参数。

(3)不良反应:各种药物都有其不良反应,包括变态反应和毒性反应等。虽然通过吸入给药大大减少了抗哮喘药物的全身不良反应,但随着用药时间的延长,局部不良反应也开始受到临床的重视,有些不良反应如口腔真菌感染已经使某些病人不能吸入糖皮质激素进行治疗。

(4)药物的相互作用:一方面是抗哮喘药物与其他药物的相互作用,如用氨茶碱的病人在选择抗生素时要避免应用影响氨茶碱血浓度的药物。另一方面是多种抗哮喘药物联合应用时会产生的相互作用。药物相互作用从疗效来看,有协同、相加、拮抗或无关;从不良反应来看,有增强、减轻或无关。

2.治疗哮喘的给药途径有哪些

支气管哮喘需要应用抗哮喘药物治疗,药物主要通过吸入、口服、静脉注射和皮下注射给药。吸入制剂药物起效快,呼吸道作用好,全身作用小;静脉注射药物用于严重哮喘发作病人。药物的种类不同,给药途径也不相同;不同的病情,应用的给药途径也不同。

(1)糖皮质激素:是防治哮喘的首选药物,压力定量气雾剂、干粉吸入剂和雾化吸入剂可以用于轻、中度哮喘病人,对于吸入激素疗效不佳者可以应用口服制剂和注射剂。重症哮喘者需要全身静脉注射治疗。

(2)β_2 受体激动药:局部吸入此类药主要用于哮喘急性发作,常用剂型有压力定量气雾剂、干粉吸入剂和雾化溶液。部分病人可以使用口服制剂,危重症病人可用静脉注射剂,但全身不良反应大,使用时要注意观察。

(3)茶碱:此类药物多为口服制剂,长效缓释剂可以长时间发挥平喘作用。重症哮喘病人可以静脉注射,使用时应注意输注速度,避免发生不良反应。抗胆碱类药物一般局部吸入用药,有压力定量气雾剂、雾化溶液。其他抗过敏药物,如白三烯调节药、抗组胺类药物等多为口服给药。

3. 什么是哮喘控制药和哮喘缓解药

(1)控制药物或称为维持治疗药物:指需要长期每天使用的药物,这些药物主要通过抗炎作用使哮喘达到并维持临床控制的目的。包括:吸入性糖皮质激素,如首选药物倍氯米松、布地奈德、氟替卡松、环索奈德、莫米松等;白三烯调节药是除吸入性糖皮质激素外唯一可单独应用的哮喘控制性药物,如孟鲁司特和扎鲁司特;长效 β_2 受体激动药(不单独使用),常用的有沙美特罗和福莫特罗(目前常用吸入性糖皮质激素加长效 β_2 受体激动药的联合制剂有 氟替卡松/沙美特罗吸入干粉,布地奈德/福莫特罗吸入干粉);缓释茶碱;色甘酸钠;抗 IgE 抗体;联合药物(如吸入性糖皮质激素或长效 β_2 受体激动药)。

(2)缓解药物或称为急救药物:指按需要使用药物,这些药物通过迅速解除气道痉挛从而缓解哮喘症状。包括:短效 β_2 受体激动药,常用药物有沙丁胺醇和特布他林;短效吸入型胆碱能药物,常用异丙托溴铵(维持 4～6 小时,分为定量气雾剂和雾化溶液 2 种);短效茶碱,常用药物为氨茶碱;全身用糖皮质激素,包括口服和静脉用药,口服激素常用泼尼松和泼尼松龙,静脉用激素包括琥珀酸氢化可的松、甲泼尼龙、地塞米松,因体内半衰期长、不良反应较多,宜慎用。

4.激素类药物有何不良反应

首先,激素能破坏胃黏膜,刺激胃酸分泌,形成胃炎或胃溃疡。所以,医生在给病人激素的同时,应用一些保护胃黏膜的药物来防止不良反应,这对于长期应用激素治疗的病人是很重要的。

第二,激素使用后能使骨钙游离,形成骨质疏松。要长期补充钙剂来对抗这一现象。通过临床长期的观察,只要不懈努力,骨质疏松的现象可以明显减少。

第三,激素还能使得体内钠盐潴留,钾盐排泄增加,水分增多,增加血管压力,引起高血压,所以激素治疗的病人要用低盐饮食,同时补充氯化钾。使用 10 毫克以上激素的病人不要随意自行停药,以免出现肾上腺皮质功能衰竭现象。

第四,激素能使机体的脂肪重新分布,血脂升高,形成向心性肥胖,即脂肪堆积在躯干部位,可引起心血管疾病,目前只能用控制激素用量和进行心血管疾病的治疗作为对策。

其他还有股骨头无菌性坏死、继发感染等,至于皮肤紫纹、毛发增多、毛孔增粗则无关紧要,药物减量后可以好转。

5.激素的给药方式有哪些

给药途径主要包括吸入给药、溶液给药、口服给药、静脉给药。

(1)吸入给药:吸入给药是治疗哮喘的首选给药途径,药物直接作用于呼吸道,吸入小剂量激素即可较好地控制哮喘。临床上常用的吸入激素包括二丙酸倍氯米松、布地奈德、丙酸氟替卡松等。

(2)溶液给药:溶液给药适用于轻、中度哮喘急性发作时的治疗,起效较快,目前常用的药物为布地奈德溶液,经以压缩空气为动力的射流装置雾化吸入。

(3)口服给药:口服给药适用于中度哮喘发作、慢性持续哮喘大剂量吸入激素联合治疗无效的病人,也可作为静脉应用激素治疗后的序贯治疗,目前常用的药物主要包括泼尼松、泼尼松龙或甲泼尼龙等,具体使用量要根据病情的严重程度制定。

(4)静脉给药:静脉给药适用于严重急性哮喘病人,发作时经静脉及时给予琥珀酸氢化可的松400～1000毫克/日,或甲泼尼龙80～160毫克/日,可快速控制哮喘症状。

6.糖皮质激素的分类和用量是怎样的

(1)糖皮质激素的分类

①按作用时间分类。可分为短效、中效与长效三类。短效药物如氢化可的松和可的松,作用时间多在 8～12 小时;中效药物如泼尼松、泼尼松龙、甲泼尼龙,作用时间多在 12～36 小时;长效药物如地塞米松、倍他米松,作用时间多在 36～54 小时(表1)。

②按给药途径分类。可分为口服、注射、局部外用或吸入。

表1　常用糖皮质激素类药物比较

类别	药物	对糖皮质激素受体的亲和力	水盐代谢(比值)	糖代谢(比值)	抗炎作用(比值)	等效剂量(mg)	血浆半衰期(min)	作用持续时间(h)
短效	氢化可的松	1.0	1.0	1.0	1.0	20.00	90	8～12
	可的松	0.01	0.8	0.8	0.8	25.00	30	8～12
中效	泼尼松	0.05	0.8	4.0	3.5	5.00	60	12～36
	泼尼松龙	2.20	0.8	4.0	4.0	5.00	200	12～36
	甲泼尼龙	11.90	0.5	5.0	5.0	4.00	180	12～36
	曲安西龙	1.90	0	5.0	5.0	4.00	＞200	12～36

续　表

类别	药物	对糖皮质激素受体的亲和力	水盐代谢（比值）	糖代谢（比值）	抗炎作用（比值）	等效剂量(mg)	血浆半衰期(min)	作用持续时间(h)
长效	地塞米松	7.10	0	20.0～30.0	30.0	0.75	100～300	36～54
	倍他米松	5.40	0	20.0～30.0	25.0～35.0	0.60	100～300	36～54

注：表中水盐代谢、糖代谢、抗炎作用的比值均以氢化可的松为1计；等效剂量以氢化可的松为标准计

（2）糖皮质激素的用量：呼吸科常用吸入糖皮质激素的每日剂量（表2）。

表2　呼吸科常用吸入型糖皮质激素的每日剂量(μg)

药物	小剂量	中剂量	大剂量
二丙酸倍氯米松	200～500	500～1000	＞1000～2000
布地奈德	200～400	400～800	＞800～1600
丙酸氟替卡松	100～250	250～500	＞500～1000
环索奈德	80～160	160～320	＞320～1280

7.哮喘者何时全身用糖皮质激素

激素治疗哮喘是目前最有效的药物，但由于长期使用激素的不良反应较多，故不可滥用。一般情况下，全身用糖皮质激素主要用于：①哮喘急性发作。②哮喘轻度发作，舒张药治疗无效。③以往急性发作需全身用药，近期曾用糖皮质激素治疗。④哮喘急性发作有死亡风险，口服及静脉

用药均有良好效果,但对病情重者仍应首选静脉途径给药。

(1)口服给药:急性发作的重度持续(四级)性哮喘的病人在吸入大剂量激素无效时应早期口服糖皮质激素,以防止病情恶化。一般使用半衰期较短的糖皮质激素,如泼尼松、泼尼松龙或甲泼尼龙(美卓乐)等。短程口服糖皮质激素可用泼尼松 30 毫克/日或甲泼尼龙 24 毫克/日,应用 5～10 天,当症状缓解,肺功能恢复至个人最佳值,即可停用或采用吸入糖皮质激素作为维持治疗。对于糖皮质激素依赖型哮喘,可采用每日或隔日清晨顿服给药的方式,以减少外源性激素对脑垂体-肾上腺轴的抑制作用。泼尼松的维持剂量最好<10 毫克/日,对于伴有结核病、寄生虫感染、骨质疏松、青光眼、糖尿病、严重抑郁或消化性溃疡的哮喘病人,在全身给予糖皮质激素治疗时应慎重,并应密切随访。

(2)静脉给药:严重哮喘发作时,应该静脉及时给予大剂量琥珀酸氢化可的松(400～1 500 毫克/日)或甲泼尼龙(80～500 毫克/日)。无糖皮质激素依赖倾向者,可在短期(3～5 天)内停药;有激素依赖倾向者应延长给药时间,控制哮喘症状后改为口服给药,并逐步减少激素用量。地塞米松抗炎作用较强,但由于在血浆和组织中半衰期长,对脑垂体-肾上腺轴的抑制时间长,故应尽量不使用或不较长时间使用。

(3)禁忌证:应用糖皮质激素治疗哮喘的禁忌证有,严重的精神病,活动期消化性溃疡,抗菌药物不能控制的细菌、真菌等感染性疾病,严重的骨质疏松,严重的高血压,妊娠初期,皮质醇增多症(手术时及术后例外),水痘、牛痘疫苗接种,单纯疱疹性角膜炎。

8.吸入疗法的优点和吸入装置有哪些

(1)优点:哮喘的吸入疗法是指将糖皮质激素、β_2受体激动药、抗胆碱能药物及色甘酸钠等药物以气雾或干粉等方式吸入呼吸道以预防和缓解症状的方法。吸入疗法较口服、肌内注射、静脉给药等效果好,其支气管黏膜吸收充分,起效快;局部药物浓度高、血液中浓度低,所以不良反应小,具有明显的优越性。

①吸入的药物直接作用于气道局部,无须经过肝脏代谢和血液循环,提高了药物的生物利用度,而且能迅速起效。例如,β_2受体激动药气雾剂吸入3～5分钟后即可发挥扩张支气管及对抗支气管炎症的作用,从而快速缓解哮喘症状。

②吸入器外观小巧、使用方便,密封性好,有利于保持药效,方便病人随身携带。

③吸入药物剂量小,仅为口服药物剂量的5%～10%,而且不经过血液循环,因此发生全身性不良反应的概率及严重程度都会大大降低;吸入药物无须经过胃肠道,不受胃酸和消化酶的作用,既保证了药效又避免了消化道刺激症状;无须肝、肾代谢,因此也降低了药物对肝肾的损害。正因为这些特点,才使得激素成为治疗哮喘的一线药物。

④激素类气雾剂吸入治疗对儿童哮喘的疗效比成年人,尤其老年人的疗效好,治疗过敏性哮喘的效果比治疗感染性哮喘的效果好,长期坚持吸入治疗可以有效地降低发

作频率和延长缓解时间。

⑤药物在局部可起到稀释分泌物、抗感染和缓解痉挛的作用,有效地抑制炎症进展。

(2)吸入装置:吸入疗法是支气管哮喘病人的主要给药方法,哮喘病人通过吸入装置将治疗药物吸入气道,从而发挥抗炎、抗过敏、平喘的作用。常用的吸入装置有压力定量气雾剂、压力定量气雾剂＋储物罐、干粉吸入器等。

①压力定量气雾剂适用于各种支气管哮喘病人的治疗,其优点是体积小、便于携带、能反复定量给药、不需要定期消毒。但压力定量气雾剂的缺点是对使用者的操作技术要求较高,年幼的儿童和老年人很难掌握操作过程,如果不能正确的操作,会造成药物不能完全吸入,因此不能收到很好的疗效。

②压力定量气雾剂＋储物罐是在气雾剂的基础上增加了储物罐,病人通过储物罐吸入药物,能够弥补气雾剂的不足,增加吸入的药量,并可减少不良反应的发生。此种装置操作方法较简单,年幼的儿童和老年人可以在平静呼吸的情况下从容吸入药物,并可以获得较好的药物治疗效果。

③干粉吸入剂以病人的吸气动作作为动力气流,使用方法较压力定量气雾剂更容易,但需要有一定的吸气流速要求,吸入下呼吸道的药量一般高于压力定量气雾剂。

9.吸入药物治疗哮喘有哪些不合理之处

吸入给药是哮喘治疗的一种基本的给药方式。吸入给药可直接作用于靶器官,起效快、给药剂量小、不良反应少。

应根据病情和病人的特点选择适当的药物和吸入装置。在临床实践中发现吸入治疗存在一些不合理应用的现象,需要引起临床医师和临床药师的注意。

(1)药物选择和联用不当:主要表现在不能根据哮喘的分期、分度选用适当的药物,如哮喘急性发作期,不给予吸入速效 β_2 受体激动药而给予慢效 β_2 受体激动药(如沙美特罗),就不能迅速缓解症状。

(2)剂型和给药途径不当:目前用于治疗哮喘的药物剂型和给药途径多种多样,如静脉注射、口服、吸入、控释制剂及缓释制剂等。剂型和给药途径不符合病情和(或)病人特点就属于不合理用药。

(3)剂量和规格不当:同一种雾化吸入的平喘药物的剂量、规格也有差别,如不清楚剂量、规格就会造成不合理用药。此外,各种吸入用糖皮质激素互换时,若不注意各品种的抗炎作用强弱,不进行剂量折算,也会导致治疗剂量不够或治疗剂量过大。

(4)给药间隔及疗程不当:给药间隔不当主要表现在长效、半衰期长的药物频繁给药,而短效、速效的药物却给药次数不够。疗程太长或太短,药物减量太快或太慢都属疗程不当。例如,长期预防用药,哮喘控制的时间少于 3 个月时,治疗方案就降阶梯;在哮喘长期管理中,吸入糖皮质激素的时间少于 1 年就停药等。以上均属于疗程不当,都属于不合理用药。

(5)未进行药学监护及用药指导:在药物治疗过程中未开展药学监护,也属于不合理用药。哮喘病人白天或夜间胸闷气喘发作次数、发作程度、峰流速、肺部干(湿)啰音、第一秒用力呼气量等都是评测疗效的指标。在治疗过程中不关心这些症状、体征,未做相关检查或对监测结果不重视、不分析,对于病人出现声音嘶哑、鹅口疮、心悸、骨骼肌震颤、尿潴留等不良反应视而不见,不能给予相应处理等,都是不合理的表现。吸药方法错误会直接影响药物的疗效。没有接受过用药指导的病人使用干粉吸入剂时容易出错,主要表现在吸气力度、深度不够,弄不清旋转方向,不回旋或反复多次旋转,未有意识地呼气至残气位。使用定量压力气雾剂时吸入器不直立,需要屏气时不屏气或屏气时间不够等。使用碟式吸纳器时不推开滑动杆或推杆不到位等。除了没有指导病人掌握正确吸药方法外,还表现为没有提醒病人遵守注意事项。

10.什么情况下需要吸入糖皮质激素

(1)中至重度慢性哮喘和过敏性鼻炎哮喘综合征:对于病情为中度以上慢性哮喘病人、过敏性鼻炎哮喘综合征病人,无论何种类型,治疗过程中均应把糖皮质激素吸入疗法作为哮喘缓解期首选治疗措施。急性期也可作为控制气道过敏性炎症手段进行雾化吸入。

中度慢性哮喘临床特征有:①喘息发作较频繁,每周哮喘发作在 2 次以上,每次哮喘发作可持续数小时至数天,经常需急诊治疗。②发作间歇期亦可有轻微症状。③发作时经常影响正常活动和睡眠。④每月夜间哮喘发作次数>2次。⑤发作间歇期肺通气功能(用力呼气容积或最大呼气流量)是预计值的60%～80%,有症状时肺通气指标改变在20%～35%,经积极治疗肺通气功能仍可恢复正常。

重度慢性哮喘临床特征有:①症状持续存在并经常急性发作,时常需要住院或急诊。②日常活动明显受限。③频繁发作夜间或凌晨哮喘,明显影响睡眠。④近期曾有危及生命的大发作或哮喘持续状态。⑤在缓解期肺通气功能(用力呼气容积或最大呼气流量)即可低于预计值60%,发作时可低于预计值50%,即使经积极治疗后仍低于正常值。

(2)轻度持续性哮喘:对于轻度持续性过敏性哮喘病人、过敏性鼻炎哮喘综合征也应给予较低剂量糖皮质激素吸入治疗。某些轻度过敏性哮喘病人因局部刺激症状而不能吸入色甘酸钠、尼多考米钠治疗,或应用色甘酸钠、尼多考米钠等非类固醇抗炎药物或抗变态反应药物仍有轻度持续性过敏性哮喘症状的病人,均应考虑低剂量吸入糖皮质激素。轻度持续性哮喘临床特征是:①哮喘发作每周1～2次。②夜间发作每月1～2次。③用力呼气容积或最大呼气流量是预计值的80%,变异率在20%～30%。

(3)激素依赖型哮喘:对某些长期口服糖皮质激素而产生依赖的过敏性哮喘病人,无论病情轻重均是吸入性糖皮质激素适应证,为了避免或减少全身应用糖皮质激素所带来严重不良反应,应尽早配合使用吸入性糖皮质激素来逐渐完全取代或部分取代全身应用糖皮质激素。对于激素依赖型哮喘通常需要配合吸入较大剂量才能逐渐撤停全身糖皮质激素,在给药剂量相同情况下,即使大剂量(2毫克/日以上)吸入糖皮质激素,其全身不良反应也会大大减少。

(4)吸入 β_2 受体激动药＞2 次/日者:当过敏性哮喘病人因病情需要每日吸入速效 β_2 受体激动药达 2 次以上者,提示气道过敏性炎症没有得到有效控制,应在吸入 β_2 受体激动药的同时,配合吸入糖皮质激素。已经吸入糖皮质激素治疗过敏性哮喘的病人应增加每日吸入剂量。

(5)其他类型过敏性哮喘:包括过敏性支气管炎、过敏性鼻支气管炎、咳嗽变异性哮喘、运动性哮喘、阿司匹林哮喘和职业性哮喘。

11.为什么有的病人激素吸入治疗效果不好

虽然大量的临床研究已经证实激素气雾剂对哮喘有很好的防治效果,可在临床工作中仍能遇到病人经常说:"我使用激素气雾剂效果不好。"造成这些临床研究和临床实际情况差距的原因主要是病人对激素气雾剂的认识不足,以及使用不当造成的,主要包括以下几个方面因素。

(1)病人习惯性的用药心理:过去绝大多数哮喘病人经常使用的是"立竿见影"的平喘气雾剂,如沙丁胺醇气雾剂等,使许多病人产生一种"吸入治疗哮喘的药物应立即见效"的习惯心理。而激素气雾剂通常需要吸入数天后才见效,甚至由于吸入时的刺激作用,反而可使哮喘症状短暂加重,从而造成许多病人认为激素气雾剂无效的错误认识。应认识到,激素气雾剂属于预防性用药,是在气道炎症控制后才显示疗效,虽然见效慢,但疗效持久,且具有"治本"倾向,病人在使用激素气雾剂吸入疗法时应抛弃过去习惯性用药心理。

（2）病人的依从性差：由于激素气雾剂需要长期连续使用，许多病人在病情缓解后即放弃用药，或用药不及时、不连续或吸入剂量不足，导致疗效不佳。

（3）吸入技术掌握不当：临床研究已经证明，如果吸入技术掌握不好，尽管每揿气雾剂的吸入量相当，而真正吸入支气管内的剂量可相差几倍，甚至几十倍。许多病人使用激素吸入疗法无效的原因很可能与吸入操作方法掌握不当有关。

（4）使用剂量不足：由于某些激素气雾剂的每揿含量较少，如必可酮 50 气雾剂目前有每揿含 50 微克的规格，对于中度哮喘病人每日需要吸入 12～20 揿，易让病人产生吸入药物剂量过多的感觉，从而用药剂量不足，这也是激素气雾剂疗效欠佳的原因之一。

对于上述因素导致的疗效欠佳，只要找出原因，给予纠正，绝大多数哮喘病人可以取得理想的疗效。

12.吸入糖皮质激素的不良反应及预防措施有哪些

（1）不良反应

①全身不良反应。下丘脑-垂体-肾上腺皮质轴受抑制、骨质疏松、儿童生长减慢、发胖等。吸入有效最小剂量的糖皮质激素，并应用阶梯疗法可较少出现全身不良反应。降低和预防吸入糖皮质激素引发的骨质疏松，最好的方法是让病人摄入足够量的钙和维生素 D，以及进行负重锻炼，同

时这些病人应慎用口服避孕药。

②局部不良反应。念珠菌性口腔炎和咽喉炎、声嘶、口腔内小血肿、局部刺激感。

（2）预防措施：针对念珠菌性口腔炎的发生原因，预防措施包括吸入糖皮质激素后及时漱口，配合有口腔保护管的压舌雾化吸入装置吸入；并掌握正确的吸入技术等。一旦发生该并发症，通常停药数天即可自愈。对于过敏性哮喘和过敏性鼻炎哮喘综合征病情严重者难以停药时，可以考虑在继续吸入糖皮质激素的同时，口服抗真菌药物如氟康唑等配合治疗。

目前，针对声嘶这种并发症尚无较好的防治措施，咽喉部漱口法有时可预防或减轻该并发症，但效果并不太理想。研究发现，从鼻部吸入糖皮质激素可以大大减少声嘶的发生率，因此合并过敏性鼻炎的过敏性哮喘和过敏性鼻炎哮喘综合征病人和患儿应首先考虑从鼻腔吸入，即可在控制气道炎症的同时控制鼻部的炎症，也可以减少声嘶的不良反应。吸入药后及时漱口可减少口腔内小血肿。

由于气道和咽喉部刺激感往往发生在气道反应性较高的病人和患儿，因此提前10分钟吸入沙丁胺醇气雾剂可以明显减少气道和咽喉部的刺激感。

13.怎样掌握糖皮质激素的减量与停药

减量或停药的病人一定要达到病情被控制在一定程度，如没有半夜咳醒、发憋；运动或较大体力活动时无任何症状；遇到一些特殊气味并不至于引起咳嗽或哮喘发作；早晚峰流速值变异相差在 15%～20%;肺功能检测正常。病情已稳定在 3～6 个月,可渐减量或缓慢停药,但不宜在哮喘好发的过敏季节或冬天减量或缓慢停药。

14.怎样正确全身应用糖皮质激素治疗哮喘

大多数哮喘病人有口服或静脉应用糖皮质激素的病史,重度哮喘病人更是如此,其中许多病人由于长期滥用糖皮质激素而产生依赖性以致难以停药,而长期应用糖皮质激素所引起的不良反应又使许多病人对糖皮质激素望而生畏,但为了缓解症状又不得不用。糖皮质激素吸入疗法大大改善了这种状况,既可有效控制症状,又可大大减少或避免全身不良反应,因此对于长期依赖糖皮质激素的重度哮喘病人应尽早改用吸入治疗以收到更好的治疗效果,如果病人静脉使用激素超过 5～7 天,应该先改为口服,待病情稳定后再改为吸入疗法。

15.儿童应用糖皮质激素应注意哪些问题

对于确诊哮喘的患儿,医生应该与患儿家属共同为其制订治疗方案,合理使用糖皮质激素。吸入性糖皮质激素是哮喘控制的一线药物,能够改善患儿肺功能,控制症状,减少急性加重。小剂量吸入性糖皮质激素不会引起明显的全身不良反应。只有哮喘急性加重时,才能考虑使用全身糖皮质激素。在哮喘维持吸入性糖皮质激素治疗期间,医生只有定期评估治疗方案和相关不良反应,才能保证治疗的有效性和安全性。

16.什么是茶碱类平喘药物

茶碱是一类甲基黄嘌呤类衍生物,对气道平滑肌有直接松弛作用,其主要作用机制是抑制磷酸二酯酶,使细胞内cAMP、cGMP 水平升高。主要用于慢性哮喘的维持治疗,以防止急性发作和慢性阻塞性肺病。随着对茶碱类药物的不断研究,目前已发现茶碱类药物及其衍生物约有 300 余种。目前临床上常用的茶碱类药物主要有茶碱缓释剂、氨茶碱、二羟丙茶碱(喘定)和近年发现的恩普菲林等。现已证实,虽然茶碱类药物的支气管扩张效应明显弱于 β₂ 受体激动药,在治疗急性哮喘发作的作用是有限的,但在缓解慢性哮喘症状,改善哮喘病情方面是有效和安全的。在治疗变应性哮喘、感染性哮喘、阿司匹林性哮喘、职业性哮喘、运动性哮喘,以及由冷空气、组胺和醋甲胆碱诱发的支气管痉挛,均具有良好治疗作用。近年来,Page 领导的小组研究证实,使血清茶碱浓度维持在 5～10 毫克/升的低剂量对防治慢性哮喘是最适宜的,既具有气道抗炎作用和免疫调节作用,又可避免茶碱类药物不良反应,并指出了 20 世纪 80 年代以前广泛推荐的茶碱 10～20 毫克/升的血清有效治疗浓度可能需要进行重新修订。最近,英国国立心肺研究所的Barnes 教授撰文详细介绍了茶碱在哮喘病的治疗作用,指出了茶碱作为一种抗炎药物和免疫调节药,在哮喘治疗中的作用需要进行重新评价,认为茶碱类药物很可能成为慢性哮喘的基本抗感染治疗药物之一,并推荐低剂量茶碱与低剂量吸入糖皮质激素同时在哮喘的早期阶段使用,应是轻、中度慢性哮喘的首选治疗方案。

以吸入糖皮质激素为主的抗感染治疗使支气管解痉药成为治疗慢性哮喘的辅助药物,也使茶碱类药物的用量明显减少,但是由于茶碱类药物价格低廉,目前仍然是我国治疗哮喘使用较为广泛的药物。随着有学者认为口服小剂量茶碱类药物可以抑制哮喘病情发展,有除了支气管扩张作用外的抗炎作用和免疫调节作用后,茶碱类药物的用量又有逐年增加的趋势,究其原因主要有以下几点:①随着人们对茶碱类药物的动物实验和临床药理学的研究,发现了茶碱类药物除了支气管解痉作用以外的某些新作用,尤其是发现了长期小剂量使用茶碱类药物具有一定的气道抗炎效应和多种免疫调节等作用,促使茶碱药物作为一种气道抗炎药物用于慢性哮喘的治疗,使其用量又出现逐年增多的趋势。②20世纪80年代以来,缓释型茶碱制剂的出现使得用药更加方便。③近20年来开始的血清茶碱浓度监测,提高了茶碱的疗效并减少了茶碱的不良反应。④微机化个体给药管理程序使茶碱的用药更加科学化。⑤哮喘诊断水平的提高和哮喘发病率的增加。上述诸因素使茶碱类药物成为目前世界各国最广泛用于治疗慢性哮喘的口服药物。随着对茶碱类药物在治疗哮喘病中的地位的重新评价,特别是对其支气管扩张以外作用的研究,可能成为茶碱类药物治疗哮喘药理学研究的突破点。

下面是茶碱类药物在哮喘急性发作期的应用原则。

(1)不能耐受或不能吸入 β_2 受体激动药、对 β_2 受体激动药疗效不佳者或缺乏 β_2 受体激动药时,方可考虑使用茶碱类药物。

(2)对糖皮质激素疗效欠佳的急性哮喘或重症哮喘病人,应用 β_2 受体激动药不能完全控制时可配合茶碱类药物。

(3)哮喘危重状态时,可以与 β_2 受体激动药和糖皮质激素联合使用。

17.支气管哮喘应用茶碱类药物的适应证和禁忌证是什么

茶碱类药物是临床最常用的一类平喘药物。适用于轻、中度和重度支气管哮喘的治疗。但其平喘作用的强度和速度远不及 β_2 受体激动药。近年来,虽已证明其具有一定的抗炎作用,但多数文献认为本品不能抑制气道高反应性,也不能抑制嗜酸性粒细胞释放炎性介质,其抗炎作用比不上吸入型糖皮质激素;本品虽然有价格较便宜的优点,但也有治疗窗窄、影响血药浓度的因素多、个体差异大、易于引起中毒症状等缺点。因此,目前对该类药物的评价不一。多数学者主张将其作为轻度至重度各型支气管哮喘综合治疗方案中的一个部分,而不主张单独应用此类药物治疗支气管哮喘。

(1)适应证

①慢性哮喘的治疗。本品适用于轻度至重度慢性持续哮喘的治疗,也可用作间歇发作性慢性哮喘发作时的治疗。主要采用口服制剂。对于以白天发作为主的病人,可选用普通氨茶碱片或茶碱控释片口服;对于夜间哮喘病人,必须给予茶碱控释片口服。较为常用的茶碱控释片如时尔平、

舒弗美、优喘平等。由于茶碱控释片可使茶碱的血药浓度稳定地维持在较为理想的范围内,既可获得较好的临床疗效又可避免茶碱的毒性反应,还可减少服药次数,增加病人的依从性,因此值得临床推广应用。

②急性哮喘发作的治疗。本品可用于支气管哮喘急性发作期的治疗,主要经静脉途径给予氨茶碱。对于 24 小时内未曾应用过茶碱类药物的病人,应先缓慢静脉注射负荷量茶碱,然后再给予维持量茶碱静脉滴注。有条件者应监测血茶碱浓度。Murphy 等的研究结果显示,对于已经应用 β_2 受体激动药奥西那林吸入和琥珀酰甲泼尼龙 125 毫克,静脉滴注治疗无效的急性哮喘病人,再应用氨茶碱不仅无效,反而增加药物的不良反应。

(2)禁忌证

①对茶碱过敏的病人。极少数病人对茶碱过敏,即使应用 1 片氨茶碱也可引起速发性变态反应,如果不能及时抢救可造成死亡。因此,用药前应常规询问有关的病史。

②低血压和休克病人。较大剂量地静脉注射茶碱可使病人的血压进一步降低而影响重要脏器的血流灌注。

③心动过速和心律失常的病人。茶碱类药物可能使病人的心率进一步加快,心律失常更加严重,加重原有病情。

④急性心肌梗死病人。此时应用茶碱可增加心肌的耗氧量,加重心肌梗死的范围。并可诱发致命性心律失常。

⑤甲亢、胃溃疡和癫痫病人。这类病人用茶碱类药物可能加重原有的病情。

18.什么是茶碱类缓释片

根据茶碱的作用持续时相可将其分为 12 小时和 24 小时 2 种。作用时相持续 12 小时的有国产的舒弗美、茶碱缓释片,进口的有茶喘平等 10 余种。通常主要用于防治夜间哮喘。作用时相持续 24 小时的有葆乐辉等 10 余种剂型。适用于中、重度慢性哮喘发作的防治。

茶碱类药物如氨茶碱为水溶性药物。在胃肠道吸收快,血药浓度波动大,维持有效的血药浓度时间短。频繁给药易导致不良反应发生,且氨茶碱的碱性作用对胃的刺激也大。为了克服这些缺点,近年来研制了一些长效、缓释或控释制剂。缓释茶碱制剂包括持续释放 12 小时和持续释放 24 小时 2 种。其优点包括以下 2 个方面:①用药次数减少,用量减少。例如,舒弗美每 12 小时 1 次,对于控制夜间、凌晨哮喘发作更有效。葆乐辉药效维持 24 小时,每日服用 1 次即可,用于慢性哮喘的防治。②由于药物的缓慢释放,可较长时间维持稳定的有效血药浓度,延长给药间隔时间,使血药浓度上升平稳、下降迟缓,没有明显忽高忽低现象,故从理想控制夜间和凌晨哮喘症状方面考虑,更适用于老年人。同时对心血管等不良反应相对减少,对胃的刺激也减轻。

19.儿童哮喘何时应用茶碱类药物

(1)小儿哮喘缓解期长期使用:这是茶碱类药物在小儿哮喘中的主要应用指征,主要是利用其抗炎作用。适量长期应用茶碱类药物不仅可使症状得到缓解,还能减少 β_2 肾上腺素受体激动药及吸入糖皮质激素需要量。

(2)夜间发作型小儿哮喘:宜预防性使用长效缓释茶碱以抑制夜间支气管痉挛及气道高反应性,改善患儿睡眠质量。

(3)过敏性咳嗽或咳嗽性小儿哮喘:以咳嗽为主要症状的哮喘患儿服用茶碱类药物后,咳嗽症状多能得到控制。

(4)危重症小儿哮喘:应首选吸入 β_2 肾上腺素受体激动药,最好是雾化吸入沙丁胺醇原液或吸入沙丁胺醇气雾剂,在吸入 β_2 肾上腺素受体激动药 4 小时内,不推荐用短效茶碱类药物,认为吸入 β_2 肾上腺素受体激动药同时加用茶碱类药物不会增加支气管扩张效果,反而会增加不良反应。如无沙丁胺醇气雾剂或沙丁胺醇原液及吸入设备时,只能首选茶碱类药物,或患儿平日应用 β_2 肾上腺素受体激动药过多,而对 β_2 肾上腺素受体激动药疗效欠佳者也应使用茶碱类药物。一般静脉注射(慢速)或静脉滴注(半小时滴入)茶碱后 1 小时即可见效,24 小时后临床症状会进一步好转。

(5)过敏性鼻炎伴或不伴小儿哮喘:长期应用茶碱类药物可减轻鼻部症状,预防小儿哮喘发作。

(6)小儿哮喘伴有急性上呼吸道病毒感染时:常有气道分泌亢进及气道高反应性,经常可以诱发小儿哮喘发作。这种患儿给予茶碱类药物可使气道分泌物减少,并可抑制气道炎症和支气管痉挛。

20.什么是抗胆碱药物

抗胆碱药是具有阻滞胆碱受体,使递质乙酰胆碱不能与受体结合而呈现与拟胆碱药相反作用的药物。

(1)阻滞M胆碱受体的药物:具有抑制腺体分泌、散大瞳孔、加速心率、松弛支气管平滑肌和胃肠道平滑肌等作用,临床上用作散瞳药、制止分泌药和解痉止痛药等。

(2)阻断骨骼肌运动终板内的N胆碱受体的药物:具有骨骼肌松弛作用,临床用作肌肉松弛药。

(3)阻滞神经节内N胆碱受体的药物:主要具有降低血压的作用,临床用于治疗重症高血压病。

21.常用的抗过敏药物有哪些

(1)抗组胺药:苯海拉明、氯苯那敏、阿司咪唑、氯雷他定(克敏能)、葡萄糖酸钙。

(2)变态反应介质阻释药:酮替芬、色甘酸钠(咽泰)。

(3)激素类药:泼尼松。

(4)调节免疫类药:维生素C、钙剂(氯化钙、葡萄糖酸钙)、辅酶Q_{10}、胰糜蛋白酶。

22.家庭治疗哮喘的常备药物有哪些

(1)β_2受体激动药:β_2受体激动药的主要作用是舒张支气管,缓解哮喘急性发作,由于吸入给药起效迅速,给药方便,不良反应少,已成为主要给药方法。目前使用最为广泛的是短效的β_2受体激动药,如沙丁胺醇(商品名为万托林气雾剂)或奥克斯都保。一般情况下,轻中度哮喘发作在及时而正确吸入沙丁胺醇后,症状能在5~10分钟得到迅速缓解。吸入给药的全身不良反应(心悸、震颤等)较轻。治疗轻度间歇的哮喘急性发作,或预防运动性哮喘时可单独吸入沙丁胺醇,应根据症状在必要时应用。轻度持续的哮喘病人切忌长期单独应用 β_2 受体激动药,滥用或盲目增加吸入 β_2 受体激动药的次数有引起心律失常甚至危及生命的可能,需要配合吸入糖皮质激素以控制气道炎症。新一代的长效 β_2 受体激动药,吸入给药后作用时间可持续 8～12 小时,适用于防治夜间哮喘发作和中、重度慢性哮喘。

（2）抗胆碱药物:吸入型抗胆碱药物主要指溴化异丙托品,其舒张支气管的作用较 β_2 受体激动药弱,起效也较为缓慢,但不良反应相对较少。对于单纯吸入 β_2 受体激动药疗效不好的病人可配合抗胆碱药物联合吸入治疗,使支气管舒张作用增强并持久。

（3）茶碱类药物:茶碱具有舒张支气管平滑肌的作用,而小剂量茶碱还具有抗炎和免疫调节作用,是常用的平喘药物。口服剂型主要有氨茶碱和缓释型茶碱。氨茶碱用于轻、中度哮喘发作。缓释型茶碱由于起效慢,不宜用于哮喘的急性发作,通常用于维持治疗,其昼夜血药浓度稳定,作用持久,适用于预防夜间哮喘发作。

（4）糖皮质激素:对于急性发作的哮喘病人,如果在吸入 β_2 受体激动药 1 小时左右,哮喘的急性症状仍然未得到缓解或哮喘症状又复发,在考虑就医的同时可临时口服糖皮质激素来帮助控制症状,常用制剂为泼尼松。

23.治疗哮喘必须用"消炎药"吗

有些病人一旦哮喘发作,就要求医师使用抗生素。事实上,导致哮喘发作的原因很多,包括过敏、劳累、情绪激动、病毒感染或细菌感染等因素,都可能导致哮喘发作。只有细菌感染时,才需要应用抗生素,而其他情况用抗生素都是滥用。因此,当病人在哮喘发作的同时,伴有咳嗽、咳黄痰、发热等呼吸道感染症状,才有必要应用抗生素,其他情况则不必应用抗生素。

24.在家中哮喘发作如何应对

(1)哮喘最初治疗:对于有咳嗽、气短、胸闷和喘息者,且最大呼气流量预计值<80%的哮喘病人,首先吸入沙丁胺醇2~4揿。对于吸入困难的病人或不会吸入的儿童可口服 β_2 受体激动药和或茶碱类药物。

(2)哮喘轻度发作:通过上述治疗,哮喘病人的症状得到满意控制,且最大呼气峰流值是预计值的80%以上,沙丁胺醇的疗效通常能维持4小时以上,一般只需进行每4小时左右吸入沙丁胺醇,持续48小时的治疗即可。但应联系医生随访指导,以确定是否需要加强抗感染治疗。

(3)哮喘中度发作:通过最初治疗,症状通常只得到部分控制或通过吸入沙丁胺醇后疗效维持时间不足4小时,且是预计值的60%~80%,除继续给予吸入沙丁胺醇治疗外,还可配合加用口服泼尼松片,并在当天立即请临床医生指导进一步的治疗和做好去医院的准备。对夜间症状明显者,可临睡前预防性吸入或口服长效 β_2 受体激动药或加用茶碱控释片。

(4)哮喘重度发作:通过上述治疗,哮喘病人的症状未能得到控制,且最大呼气峰流值是预计值的 60%,除立即重复使用 β₂ 受体激动药和增加口服泼尼松的剂量外,应立即到医院急诊室治疗。

25.如何正确使用雾化罐吸入气雾剂

掌握正确吸入气雾剂的方法是保证气雾剂吸入疗法成功与否的关键。许多哮喘病人由于未能掌握正确的吸入方法导致疗效欠佳,误认为吸入疗法的疗效较差或不良反应大,这个问题在我国表现得尤为突出。笔者在临床工作中经常遇到此类病人,经耐心地讲解并配合雾化罐进行吸入,使病人掌握了正确的吸入方法以后,便可取得理想效果。从治疗效果来看,欲使气雾剂吸入疗法得到满意疗效,必须让药物微粒顺利通过气道内复杂的防御系统,在气道和肺内达到最大沉降率。由于气雾剂喷出的气雾雾流呈直线喷射,而且喷射速度很快,每秒钟可达 33 米,所以喷射的气雾雾流可直接撞击并沉积在舌面或口咽部,致使药物微粒不能达到气道和肺内的有效部位。为了克服气雾剂的这些缺点,吸入气雾剂应配合储雾罐。储雾罐的原理是根据气雾剂喷射速度快、射流直、不易喷射到气道内的情况,在气雾剂与口腔之间加上一些储雾装置,通过增加气雾剂与口腔之间的距离来降低气雾剂的喷射速度,同时使药物的直线雾流在通过储雾装置时变得具有吸入性,并有利于抛射剂的挥发。

气雾剂的正确吸入方法及具体步骤为:①取下保险盖,用力振摇气雾剂瓶,使瓶内混悬液达到均匀状态。由于许多气雾剂采用了二相或三相技术,摇匀药液是很重要的。②将气雾剂瓶与储物罐连接,患者头后仰尽量使吸入的通道呈直线,将储雾罐的喷口置于两唇之间,牙齿轻轻咬住喷头,口唇包紧雾化罐的喷口。③深呼吸后,在按压气雾剂瓶的同时缓慢而深深地吸气,使喷入储雾罐的气雾随吸入气流缓慢而深在地吸入气道内。④将储物罐喷口撤出,尽可能屏气10秒钟以增加药物微粒在气道和肺内的沉积量,假如病人因喘息而屏气困难,屏气时间可以缩短,然后从鼻腔呼气。⑤随即用温开水漱口,不要做吞咽动作,将漱口水吐出,这在吸入糖皮质激素气雾剂时尤为重要。⑥第二次吸入至少应间隔1分钟。

上述吸入步骤虽然较为烦琐,但每个步骤均不可缺少,应严格执行。吸气过快(每分通气量达8升)时可使吸入气道和肺内的药量明显减少或使吸入的微粒主要沉积在大气道;吸入时牙齿或舌头的位置不当及仰头与否,也会影响药物的吸入。而漱口则是预防不良反应的重要措施。

26.如何防治夜间哮喘发作

尽可能找出诱发夜间哮喘发作的因素,注意做好控制环境,避免与过敏原接触。例如,在卧室内不要铺设地毯;拿走软椅坐垫和多余的小靠垫,因为它们可以积灰尘;不要让动物上床或留在卧室;卧室里不要吸烟或有强烈的气味(如蚊香烟雾、杀虫剂等);保持室内空气清新;有慢性上呼吸道疾病者要进行积极治疗等。

自我监测、判断病情,养成记录哮喘日记的习惯,并定时监测最大呼气峰流速。如果出现以下情况提示病情严重,并存在不同程度的气道过敏性炎症:①反复夜间哮喘发作,并需增加支气管舒张药的用量。②β_2 受体激动药吸入后作用减弱或作用维持的时间缩短,需增加吸入次数或加用其他平喘药。③最大呼气峰流速降低或早晚波动率在20%以上。当反复出现上述情况则应及早吸入预防性药物,如吸入糖皮质激素和(或)色甘酸钠,以控制气道过敏性炎症。

(1)选用作用维持时间长的平喘药物:一般用于治疗哮喘发作的平喘药,如 β_2 受体激动药(沙丁胺醇、特布他林)和茶碱类药(如氨茶碱),其治疗持续时间通常在 4～6 小时,所以在晚间用药后,其作用可能难以维持到半夜或凌晨,应使用一些具有长效作用的药物。下面介绍几种口服药或气雾剂,其疗效可维持 8～12 小时,可有效防止夜间哮喘。

长效的 β_2 受体激动药:①全特宁(喘特宁)是喘乐宁的缓释片,该药是在药片外膜上用激光打一小孔,口服后通过体内渗透压的变化,药物按恒速持续释放,每次口服 8 毫克(学龄小儿每次 4 毫克),每 12 小时 1 次。②丙卡特罗每次口服 25～50 毫克,小儿每次每千克体重 1.25 微克,每 12 小时 1 次。

茶碱或氨茶碱控(缓)释片、长效氨茶碱、氨茶碱控释片、茶碱缓释片,一般每次口服 1 片(每片 200 毫克),宜整片吞服,不能嚼碎。此外,还有茶喘平、优喘平、舒弗美等均属控释型茶碱,服药后血中茶碱有效浓度维持较久,故睡前服用对治疗夜间哮喘发作有效。

以上茶碱或氨茶碱控（缓）释片只能选择一种口服，不可同时合用以防用量过多而发生中毒。丙卡特罗、全特宁和施立稳也只能选择一种，不宜同时合用，否则易发生或加重不良反应。

（2）控制气道过敏性炎症：当有气道过敏性炎症时，只用平喘药物和（或）各种抗生素均没有控制过敏性炎症的作用，故需加用下列药物，同时应注意这些药物不宜临时或短期应用，而应长期和定期应用。

吸入糖皮质激素：如必可酮、信可松、布地奈德气雾剂，或干粉型吸入糖皮质激素如必酮碟、布地奈德纯粉型干粉吸入剂（都保）。

色甘酸钠：每次吸入 20 毫克，每日 3～4 次。

酮替芬：每次 1～2 毫克，口服，每日 2 次。

抑制迷走神经兴奋药：采用胆碱能受体拮抗药和溴化异丙托品气雾剂吸入也能预防部分夜间哮喘。

27.如何使用峰流速仪监测哮喘病情

峰流速仪是一种体积小，使用方便，价格便宜的监测哮喘病人最大呼气峰流速的仪器，主要用于哮喘病人自我监测病情的严重程度，也用于医院的门诊和保健站协助哮喘的诊断和病情评估，是一种评估哮喘严重程度和疗效评估的简便易行的方法。由于哮喘病人的 PEF 变化可能在病人出现症状前几小时已出现变化，所以峰流速仪可作为一个预警装置帮助我们用于哮喘发作的早期判断，这样可以使我们有足够的时间采取预防措施。峰流速仪有很多种，所

有的产品都经过标准化测定。峰流速仪的基本操作步骤:
①在峰流速仪上安装一次性使用的口器。②站立,用右手
指水平拿住峰流速仪,以使游标放在刻度的最低位置,并注
意手指不要阻挡游标的移动。③深吸气后,将峰流速仪的
口器放于口腔,双唇含紧口器,用最大的力量,最快的速度
呼气。④观察并记录结果。⑤重复3次,选择3次中最高的
一次为峰流速值结果。

当峰流速值用于诊断时,首先用病人的峰流速值与预
计值比较。所有峰流速仪都带有预计值,而这些预计值是
因身高、种族、性别和年龄而定。PEF 低于预计值 80% 提示
气道狭窄和气流受阻。

28.哮喘缓解期可以应用哪些药物

主要包括:吸入型糖皮质激素,如必可酮、普米克等;吸
入型长效 β_2 受体激动药,如奥克斯都保;白三烯受体调节
素,如顺尔宁;缓释茶碱;抗过敏药物,主要在季节交替时服
用,如开瑞坦。还有一种比较好的复合制剂——长效支气
管舒张药联合吸入激素。一方面可以恢复平滑肌功能,另
一方面还可以缓解气道炎症,同时作用可以达到"1+1 大于
2"的效果。白三烯受体调节素不含激素,舒张气管作用较
轻,药效不及激素类药物,但是可以用作配合应用,以降低
吸入激素的剂量。

29.哮喘发作时应用哪些化痰药物

常用的口服药有氨溴索(沐舒坦),每次 30~60 毫克,每

日 3 次;氯化铵,每次 0.1 克,每日 3 次;10%碘化钾溶液,每次10～20 毫升,每日 3 次;溴已新(必嗽平),每次 8～16 毫克,每日 3～4 次;还有乙酰半胱氨酸(痰易净),10%～20%浓度气雾吸入或气管切开处滴入,α-糜蛋白酶 5 毫克吸入等。

30.哮喘急性发作如何处理

哮喘急性发作的治疗取决于发作的严重程度,以及对治疗的反应。治疗的目的在于尽快缓解症状、解除气流受限和改善低氧血症,同时还需要制订长期治疗方案以预防再次急性发作。对于具有哮喘相关死亡高危因素的病人,需要给予高度重视,这些病人应当尽早到医疗机构就诊。高危病人包括:①曾经有过气管插管和机械通气濒于致死性哮喘的病史。②在过去 1 年中因为哮喘而住院或急诊。③正在使用或最近刚刚停用口服激素。④目前未使用吸入激素。⑤过分依赖速效 β_2 受体激动药,特别是每月使用沙丁胺醇(或等效药物)超过 1 支的病人。⑥有心理疾病或社会心理问题,包括使用镇静药。⑦有对哮喘治疗计划不依从的历史。

重度和危重哮喘急性发作病人经过药物治疗,临床症状和肺功能无改善甚至继续恶化,应及时给予机械通气治疗,其指征主要包括:意识改变、呼吸肌疲劳、动脉压二氧化碳分压为 45 毫米汞柱(1 毫米汞柱＝0.133 千帕)等。可先采用经鼻(面)罩无创机械通气,若无效应要及早行气管插管机械通气。哮喘急性发作病人机械通气时需要较高的吸气压,可使用适当水平的呼气末正压治疗。如果需要过高的气道峰压和平台压才能维持正常通气容积,可试用允许性高碳酸血症通气策略,以减少呼吸机相关性肺损伤。

初始治疗症状显著改善,最高呼气峰流速或用力呼气容积恢复到个人最佳值60%以上者可回家继续治疗,最大呼气流量或用力呼气容积为40%~60%者,应在监护下回到家庭或社区继续治疗。治疗前最大呼气流量或用力呼气容积<25%或治疗后<40%者应入院治疗。在出院或近期的随访时,应当为病人制定详细的行动计划,审核病人是否正确使用药物、吸入装置和峰流速仪,找到急性发作的诱因并采取避免接触的措施,调整控制治疗方案。严重的哮喘急性发作意味着哮喘管理的失败,这些病人应当给予密切监护、长期随访,并进行长期哮喘教育。

大多数哮喘急性发作并非由细菌感染引起,应严格控制抗菌药物应用指征,除非有细菌感染的证据,或属于重度或危重哮喘急性发作。

31.儿童哮喘如何治疗

哮喘是儿童期最常见的慢性疾病,哮喘治疗药分为控制药物和缓解药物。控制药物需长期每日用,包括吸入性糖皮质激素、白三烯调节药及茶碱等。缓解药物为按需应用,以期快速缓解憋气症状,常用药物有 β_2 受体激动药、抗胆碱药及短效茶碱等。

(1)糖皮质激素:目前,国内外学者均认为糖皮质激素是有效的抗炎药物。其主要作用机制包括:①干扰花生四烯酸代谢,减少白三烯和前列腺素的合成。②抑制嗜酸性粒细胞的趋化与活化。③抑制细胞因子的合成。④减少微血管的渗漏和抑制腺体的分泌,从而减轻支气管黏膜充血,改善气流受限。⑤增加细胞膜上 β_2 受体的合成。⑥降低气道高反应性。糖皮质激素主要用药途径有静脉、吸入及口服。静脉注射用于重度哮喘急性发作,首选甲泼尼龙,其抗炎作用迅速(用药后 30 分钟血药浓度即达峰值)、强效(是氢化可的松的 5 倍)、持久,且几乎无水钠潴留,短期使用不会影响肾上腺皮质功能。也有学者主张首选氢化可的松,因为它是天然短效糖皮质激素,直接起效,作用迅速。2006 年全球哮喘防治创议(GINA)提出,考虑到长期使用糖皮质激素的不良反应,无论是呼吸道病毒感染诱发或其他原因所致的哮喘,仅重度哮喘急性发作的患儿给予口服糖皮质激素。

吸入性糖皮质激素是儿童哮喘长期控制治疗的首选。吸入性糖皮质激素与全身用糖皮质激素相比有如下优点:①局部抗炎作用强,小剂量即有显著的抗炎作用。②经呼吸道吸入,生物利用率高,消化道吸收率和肝首过代谢率均低,进入血液循环量少,故高效而低毒。儿童常用的吸入性糖皮质激素主要有二丙酸倍氯米松、布地奈德和丙酸氟替卡松等。

(2)白三烯调节药:白三烯调节药用于 2 岁以上儿童的临床疗效已得到证实。颗粒剂型的出现使其用于 6 个月以上幼儿成为可能。半胱氨酰白三烯是花生四烯酸的代谢产物,是一类重要的炎性介质。其在哮喘发病中起着重要作用,能增加嗜酸性粒细胞的游走、增加黏液分泌、增加血管通透性和气道壁水肿,导致支气管收缩。白三烯调节药包括白三烯合成酶(5-脂氧合酶)抑制药和白三烯受体拮抗药,是一类新的非激素类抗炎药。

(3)β₂受体激动药:β₂受体激动药是目前临床应用最广的舒张药,通过兴奋气道平滑肌和肥大细胞表面的 β₂ 受体舒张气道;减少肥大细胞和嗜碱性粒细胞脱颗粒,阻止炎性介质的释放;降低微血管通透性和增加上皮细胞纤毛功能以缓解喘息症状。β₂ 受体激动药分为两大类,一类为短效 β₂ 受体激动药,药理作用持续 4~6 小时;另一类为长效 β₂ 受体激动药,可持续 10~12 小时。2006 年,Gina 把吸入型短效 β₂ 受体激动药列为儿童急性哮喘发作的首选治疗药物。我国吸入型短效 β₂ 受体激动药有沙丁胺醇和特布他林等,吸入型长效 β₂ 受体激动药有福莫特罗和沙美特罗。

(4)抗胆碱药物:治疗哮喘常用的异丙托溴铵制剂为气雾制剂,该药属胆碱受体阻断药,对支气管平滑肌有较高的选择性,有较强的支气管扩张作用。

(5)茶碱类药物:茶碱类药物属黄嘌呤类药,对呼吸道平滑肌有直接松弛作用。茶碱除能扩张支气管平滑肌外,还有抑制细胞因子的合成和释放,抑制炎性细胞活化及免疫调节的作用。长效茶碱对控制夜间哮喘发作有一定疗效。目前国内最常用的是氨茶碱。口服茶碱类药物可与糖皮质激素联用于中、重度哮喘的长期控制,可达到改善哮喘症状、减少激素剂量的目的,尤其适用于预防夜间哮喘发作和夜间咳嗽。静脉滴注茶碱仅限于作为儿童危重哮喘的附加治疗。

（6）其他：2006 年全球哮喘防治倡议方案推荐硫酸镁为危重哮喘发作时的缓解用药，其安全性良好。药物剂量为每日 25～40 毫克/千克（≤2 克/日），分 1～2 次，加入10％葡萄糖溶液 20 毫升中，缓慢静脉滴注（20 分钟以上），酌情使用 1～3 天。如过量，可静脉滴注 10％葡萄糖酸钙溶液拮抗。组胺 H_1 受体拮抗药作为辅助控制药物，对哮喘作用有限，但有助于具有明显特应质（如变应性鼻炎和湿疹等）病人哮喘的控制。抗 IgE 抗体对 IgE 介导的过敏性哮喘具有较好的效果，仅适用于血清 IgE 明显升高、吸入性糖皮质激素无法控制的 12 岁以上重度持续性过敏性哮喘患儿。但因价格昂贵是其临床应用的一大障碍。

32.女性妊娠期哮喘如何治疗

妊娠期间的哮喘为特殊类型哮喘。哮喘病人怀孕后，大约 1/3 哮喘症状加重，1/3 症状不变，1/3 症状减轻。症状未控制的哮喘孕妇出现胎儿早产、发育不良、生长迟缓和低体重儿的发生率增高，且先兆子痫、剖宫产等概率增多。哮喘达到良好控制的女性孕期和产后相对安全。对有哮喘症状的孕妇来说，接受药物治疗虽然有一定的风险，但是与哮喘症状发作及恶化对胎儿和母亲的影响相比，药物治疗更为有益和安全。因此，准备怀孕的女性应该在医生的指导下积极控制哮喘症状，多数可以顺利度过孕期。

妊娠期哮喘的控制目的是使哮喘得到良好控制，帮助产妇顺利度过孕期至分娩，减少婴儿死亡、早产和低体重。

哮喘孕妇应避免有害刺激物和致敏物质,如远离烟草、尘螨、宠物、花粉和刺激性物质。妊娠期治疗原则:药物剂量尽量最低,尽量吸入给药,减少口服或注射用药,减轻对胎儿的影响。尽量避免使用对孕妇、胎儿安全性尚不确定的药物。

(1)妊娠期哮喘缓解药物:首选短效 β_2 受体激动药,如沙丁胺醇(万托林)及特布他林(博利康尼、喘康速)为 B 类药物,以雾化或吸入为主,能迅速解除支气管痉挛,避免胎儿宫内缺氧,如孕妇出现喘息加重,应尽早在家中应用。此外,抗胆碱药物溴化异丙托品(爱全乐)也是 B 类药物,对心血管系统影响小,在哮喘急性发作时可与沙丁胺醇一起雾化吸入。

(2)妊娠期哮喘控制药物

①首选吸入糖皮质激素,布地奈德为国际认可的孕期 B 类药物,治疗剂量对胎儿无影响。目前尚无证据表明其他吸入性糖皮质激素缺乏安全性,如氟替卡松和二丙酸倍氯米松。因此,如果孕妇妊娠前应用吸入性糖皮质激素能达到哮喘良好控制,妊娠期可继续应用该药物。

②色甘酸钠,通过抑制肥大细胞脱颗粒起到抗炎作用,为 B 类药物,妊娠期可安全使用,用于持续哮喘的孕妇。

③长效 β_2 受体激动药、控释/缓释型茶碱、白三烯受体拮抗药为次选控制药物,注意妊娠期使用茶碱必须监测血浓度。

(3)特异性免疫治疗:不推荐在妊娠期使用,避免出现过敏反应。妊娠前已经开始特异性免疫治疗者,妊娠期间可继续进行。

（4）哮喘急性加重：妊娠期的前 3 个月哮喘急性发作能够明显的增加胎儿先天畸形的风险。因此，及时处理妊娠期哮喘的急性发作非常重要。首先应吸氧，及时雾化吸入短效 β_2 受体激动药。静脉或口服糖皮质激素，可短期使用甲泼尼龙和醋酸泼尼松，也可以静脉给予氨茶碱。对严重哮喘发作且有生命危险的病人，尤其是氧分压＜70 毫米汞柱者，需要机械通气治疗。

（5）哮喘病人分娩时注意事项：应尽早到医院待产，不能停止哮喘的药物治疗。分娩时加强吸氧，做好心理准备，减少紧张焦虑。对于近期口服或静脉使用糖皮质激素的病人，产程中和分娩后 24 小时内应该每 8 小时静脉给予氢化可的松 100 毫克，以避免发生肾上腺危象。

总之，对于育龄期哮喘女性，应在症状控制满意后怀孕，怀孕期间采用相对安全的药物控制哮喘症状，有利于胎儿的健康和未来的顺利分娩。吸入性糖皮质激素是首选一线控制药物，布地奈德、色甘酸钠在妊娠期可以安全使用。缓解哮喘症状时，推荐吸入沙丁胺醇，或溴化异丙托品。

33.哮喘病人孕期选择药物要注意哪些方面

女性孕期哮喘用药是哮喘治疗中的一种特殊情况。既要让哮喘得到良好的控制，使母婴顺利渡过孕期和分娩，又要求能预见和避免药物可能给胎儿带来的危害。因此，哮喘药物的选择与应用，对孕妇及其家庭具有重要的现实意义。孕期女性哮喘的病情复杂多变，有时甚至是戏剧性的，常让人难以准确预料。现代医学研究证实，哮喘对孕妇及胎儿都有影响，约有1/3的哮喘病人孕期病情加重，在病情加重的孕妇中，以妊娠第29～36周时最为严重。但严重哮喘只要给予恰当的处理，就不会对妊娠及分娩产生不良后果。但是，若不能有效地控制哮喘发作，就会给孕妇及胎儿带来很大的危害。大多数病人过分担心孕期哮喘用药对胎儿产生的有害作用，而往往忽视了哮喘本身对孕妇及胎儿生长发育的不利影响。因此，孕期应用药物控制哮喘是非常必要的。哮喘孕妇最关心的莫过于哮喘药物的致畸作用，事实上可导致胎儿畸形的关键时期是在妊娠第8～12周，之后用药则一般不会引起胎儿严重畸形，但有可能影响胎儿组织器官的功能。专家们对哮喘药物的致畸作用做过以下分类。

（1）无危害类：但实际上这类药物目前并不存在。

（2）无明显危害类：如特布他林、色甘酸钠、氯苯那敏等，这类药物是安全的，常规使用无妨。

（3）不能排除危害类：如沙丁胺醇、异丙喘定、氨茶碱等，这些药物也可应用。但氨茶碱大剂量应用可能有害，小剂量或服用控释剂，因避免了血液药物浓度波动过大，不但安全而且有助于减少哮喘夜间发作，但因刺激性大而不能以雾化吸入制剂使用。一般剂量口服或雾化吸入激素类药物如地塞米松、氢化可的松、泼尼松等治疗孕期哮喘有良好效果，且不会对胎儿产生不良影响，目前被认为是哮喘治疗的首选药物，但大剂量长期应用对孕妇及胎儿都是十分有害的。

（4）明显危害类：如去甲肾上腺素、盐酸肾上腺素等，对这类药物除病情危急非用不可外，一般不需应用。

（5）绝对禁忌类：如抗代谢类药物及细胞毒性类药物。

此外，孕期哮喘病人还应避免应用诸如四环素、链霉素、卡那霉素、阿米卡星、庆大霉素、环丙沙星、诺氟沙星和磺胺类药物，并不宜使用未经灭活的病毒疫苗，一些免疫疗法亦不适用于孕期哮喘病人。鉴于吸入性药物具有避免或减轻药物全身不良反应的优点，因而是孕期哮喘用药的理想选择。

对轻度哮喘病人可单独使用短效的沙丁胺醇、特布他林雾化制剂；中度病人可加强吸入激素类及色甘酸钠雾化制剂；重度病人除给予大剂量激素吸入外，还可加用长效特布他林雾化制剂，如疗效仍不满意，可连续口服大剂量激素泼尼松 3～7 天，然后逐渐改为吸入型激素应用。其实，给予适当剂量的黄体酮亦有利于控制孕期哮喘。对大多数孕期哮喘病人来说，当接近分娩期时就无须再用药物控制疾病发作。除了医生对药物的选择及应用外，孕妇及其家人有必要了解一些有关哮喘方面的医学知识，学会最基本的病情观察方法，掌握哮喘雾化吸入剂的操作要领，以及药物剂量、用药间隔时间、疗效判定标准等，这样可增加孕妇及胎儿的安全性。

34.治疗哮喘药物对妊娠期病人可能有哪些影响

哮喘在孕妇中较为常见，妊娠合并哮喘病人占 2003 年美国孕妇总数的 4%～8%,其中约 1/3 在妊娠期间有过哮喘急性发作史。妊娠期哮喘发作危害母婴健康,可能导致孕妇出现难产、阴道出血、糖尿病、高血压、先兆子痫等,也可能导致新生儿低体重、早产或过期产、生长迟缓、发育不良、先天畸形等。因此,妊娠期哮喘的管理及合理用药非常重要。

35.老年哮喘病人如何正确排痰

(1)雾化吸入法:可使用超声雾化吸入器,也可使用简易蒸气吸入以使气管内分泌物湿化,易于咳出。方法:选一保温杯,盛半杯沸水,将口鼻入杯口,用力吸蒸气,反复多次,待水稍冷再换沸水,便可达到稀释痰液的目的,将痰顺利排出。但要注意防止烫伤。

(2)翻身、叩背法:长时间卧床的病人可由家属或护理人员在天气较为暖和的中午,设法让稍能走动的病人在室外漫步;畏惧寒冷者也应在室内活动。即使不能起床者也应由家属经常为之翻身、叩背,因为这些活动能够产生体位改变和肺部震动,利于痰液排出。叩背方法:将五指并拢,掌心屈曲,顺气管走向,由下至上、由两侧向中间轻叩病人背部,同时鼓励病人咳嗽。

作为老年性哮喘病人的子女,在家中应多照顾病人,适当地为老年人翻身、拍背,这样可以有利于其痰液的排出。

36.哪些食物有祛痰的作用

(1)梨:能生津润燥,清热化痰,适用于热病伤津,热咳烦躁等症。

(2)蒜:有化痰止咳之功效。

(3)萝卜:能化痰消胀气。

(4)茼蒿:有暖胃、养肠、利肠胃、化痰浊功效。

(5)葫芦:性平,味甘、淡;功效为利水通淋,润肺止咳。

(6)竹笋:有消渴、益气、消痰、防止咳嗽等功效。

(7)柿子:有清热、止咳、润肠、化痰止泻等功能。

(8)杏仁:能治疗气喘、咳嗽、气逆、痰聚、气短等症。

(9)百合:有温肺止痰、清热安神、养阴清心等功效。

(10)苹果:有补心益气、生津止咳、降压等功效。

(11)甘蔗:有滋阴润燥,调中和胃,润肺止咳之功效。

(12)生姜:有散寒、止呕、祛痰之功效。

(13)无花果:有健脾清肠、消肿解毒、利咽抗癌的作用。用于治疗消化不良、肠炎、痢疾、便秘、痔疮、喉痛、痈疮疥癣。

(14)海蜇:痰饮咳嗽,肝阳上亢。海蜇皮(漂净)30克,鲜荸荠120克,煮服,兼治淋巴结核。

(15)罗汉果:清肺止咳,肺热咳嗽和风热咳嗽者宜服。可用罗汉果1个,柿饼15克,水煎服食。

(16)荸荠:能化痰、清热,对热性咳嗽吐脓痰者尤宜。每次可用鲜荸荠250克,洗净削去皮,用沸水烫一下,生吃,早晚各1次,连吃3~5天。

(17)胖大海:有清热、润肺、止咳作用。用于外感时,胖大海5枚,甘草3克,炖茶饮服,老幼者可加入冰糖少许。

(18)鸭蛋:性凉、味甘,能清肺热。

(19)紫菜:性味甘、咸而寒,能化痰软坚清热。"咳嗽咳吐臭痰(包括肺脓肿、支气管扩张等):紫菜研细末,炼蜜为丸,每次 6 克,每日 2～3 次,饭后口服。"凡属肺热咳嗽或风热咳嗽吐痰黄稠腥臭者,食之皆宜。

(20)豆腐:有清热润燥,止咳消痰的作用。凡咳嗽属于风热或肺热者尤宜。亦可选用豆腐皮 1 张,冰糖适量,加水煮熟后食用,对肺热咳嗽也有治疗效果。

37.吸烟对药物治疗哮喘有影响吗

答案是肯定的。吸烟分为主动吸烟和被动吸烟两种类型。烟雾主要被吸烟者吸入,当其不吸时,香烟燃烧的产物可能被其他人吸入,即为被动吸烟。吸烟与肺部疾病的相关性正日益受到重视。众所周知,慢性阻塞性肺病和肺癌与吸烟关系密切。吸烟与一些弥漫性肺实变相关的证据日益增多,对于肺功能和呼吸道炎症的影响也在进行广泛研究。吸烟可改变许多药物的药代动力学和药效学特性,虽然这些相互作用的临床意义尚不明确。烟草可诱导一些药物代谢的酶产生,这可能是吸烟与药物相互作用的机制。吸烟可改变药物的清除率,因此需调整药物的剂量。吸烟时,烟草不完全燃烧产生的多环芳香烃,对于药物代谢酶有重要影响。丙酮、吡啶、苯、尼古丁、一氧化碳和重金属(如镉)等都可与药物代谢酶相互作用。香烟中的成分诱导细胞中的某些酶,导致其与药物相互作用,对许多药物代谢产生影响。

研究发现,吸烟的哮喘病人用 β_2 受体激动药(如沙丁胺醇)治疗会出现疗效降低,而戒烟后可恢复。吸烟对糖皮质激素治疗作用的影响,主要表现在吸烟会降低糖皮质激素治疗的敏感性,无论是口服或吸入治疗的敏感性均会降低,目前吸烟对糖皮质激素反应性的影响已得到公认。吸烟对茶碱的主要影响机制是诱导肝细胞代谢酶的活性,从而加速茶碱的代谢和灭活,影响茶碱的药物作用。吸烟对胆碱能受体阻滞药及白三烯受体拮抗药的影响尚在研究中。总之,吸烟对哮喘目前的药物治疗有不利的影响,戒烟是控制及改善吸烟哮喘病人预后的一种主要方法。

38.运动性哮喘如何治疗

目前治疗运动性哮喘可分为非药物治疗和药物治疗 2 个方面。

(1)非药物治疗

①热身运动。运动性哮喘病人在 4 小时内重复同样强度的第二次运动,其支气管痉挛的程度会明显减轻,称之为不应期,原因可能与肥大细胞分泌的炎性递质的耗竭,前列腺素 E_2 的产生及内源性儿茶酚胺的释放等因素有关。因而在正式运动或比赛前先做热身运动(至少 10 分钟),达到最大运动负荷量的 $80\% \sim 90\%$,即可以明显减轻运动性哮喘发作的程度,但可能不会完全阻止运动性哮喘。

②保暖措施。病人在寒冷和干燥的气候条件下运动更容易导致运动性哮喘发生,所以室外运动时尽可能选择在温暖、潮湿的环境下运动,对有过敏性疾病病人应避免在花粉季节进行室外运动。病人尽可能选择发病率低的运动项目,如游泳、举重等项目。室外运动时要养成用鼻呼吸的习

惯，戴围巾与口罩取暖。近来研制出了一种新型热交换面罩，可以对吸入气体进行加温加湿，改善冷空气中运动所致的肺功能减退，研究结果表明疗效至少与吸入沙丁胺醇的治疗相当。

③体能锻炼。坚持锻炼可以增强体能，提高运动耐力，改善肺功能，减轻运动性哮喘发作。

④饮食治疗。最近一些研究结果发现，摄入鱼油饮食可以减少炎症介质如 LTC4、LTE4、PGD2 和 IL-1、TNF 的产生，从而发挥对运动性哮喘的治疗作用。还有学者发现，低盐饮食对运动性哮喘有明显保护作用。

(2)药物治疗

①β_2 受体激动药。是目前治疗和预防运动性哮喘发作的首选药物，通过兴奋呼吸道的 β_2 受体，激活腺苷酸环化酶，使细胞内的环腺苷酸含量增加，减少游离 Ca^{2+}，从而松弛支气管平滑肌。β_2 受体激动药分为短效和长效两种，短效 β_2 受体激动药吸入数分钟开始起效，15～30 分钟达到峰值，持续 4～5 小时，是被国际奥委会许可的运动性哮喘治疗药物。长效 β_2 受体激动药又分为速效的福莫特罗和缓慢起效的沙美特罗，吸入后作用时间均维持 12 小时以上，长效 β_2 受体激动药福莫特罗不但起效快，而且作用时间长，不良反应小。但长期应用长效 β_2 受体激动药可引起细胞膜 β_2 受体的下调，出现耐药现象，合用小剂量的吸入激素并不能缓解这种耐药现象。过量使用长效 β_2 受体激动药可引起骨骼肌震颤、低血钾、心律失常等不良反应，因而不主张长期应用。

②色甘酸钠。是肥大细胞膜稳定药，可部分抑制 IgE 介导的肥大细胞释放介质，对其他炎性细胞释放介质亦有选择性抑制作用。与 β_2 受体激动药联合应用可以明显增加疗效，是治疗运动性哮喘的次选药物，优点在于应用色甘酸钠后不增加心率，同时可以预防迟发相支气管收缩反应。

③白三烯调节药。包括半胱氨酰白三烯受体拮抗药和 5-脂氧化酶抑制药 2 种。国内常用的是半胱氨酰白三烯受体拮抗药（孟鲁司特）。白三烯调节药通过对气道平滑肌和其他细胞表面白三烯受体拮抗，抑制白三烯致炎致喘作用，同时产生轻度支气管扩张和减轻支气管痉挛，并具有一定程度的抗炎作用。Leff 等报道，孟鲁司特对运动性哮喘有明显的保护作用。试验选择轻度哮喘合并运动性哮喘病人 110 名，分成试验组和对照组，开始12 周的药物治疗，分别于试验开始时和第 4、8、12 周进行运动试验，试验结果表明孟鲁司特对运动性哮喘病人提供明显保护作用，运动后用力呼气容积最大值下降，用力呼气容积曲线下降和肺功能恢复时间均有明显改善，而药物耐受及停药后肺功能下降在试验中没有观察到。一般服用后 2 小时即可提供明显的保护作用，并且作用持续 24 小时，无论早晨还是夜晚服用孟鲁司特均有明显疗效。目前，白三烯调节药已成为治疗运动性哮喘的经典用药。

④糖皮质激素。对使用 β_2 受体激动药、白三烯调节药等药物无效的中、重度运动性哮喘病人，应该考虑吸入性糖皮质激素。其能够减轻气道黏膜的水肿和充血，减少黏液分泌，拮抗炎性介质所致的支气管痉挛，增加 β_2 受体的数

目和功能，减轻气道对于多种刺激因素的反应。有研究表明，中、重度哮喘病人同时合并运动性哮喘时，除了运动前应用 β_2 受体激动药外，还应长期规律吸入糖皮质激素，使哮喘病情得到良好控制后，才能使运动性哮喘发作减轻。由于糖皮质激素即刻预防作用差，一般不用于运动前预防。

有人报道，吸入小剂量的二丙酸倍氯米松可以减轻运动性哮喘发作和减少呼出气一氧化氮浓度。研究结果也证明，磷酸二酯酶4抑制药罗氟司特可安全有效地用于治疗运动性哮喘。此外，肝素能通过抑制白介素的分泌、抑制白细胞向炎症部位的迁移，抑制肥大细胞脱颗粒和各种肥大细胞蛋白酶的活性而发挥其抗炎作用。另外，肝素还能降低呼吸道的高反应性，从而调节气道平滑肌的紧张状态。有学者已经将吸入肝素用来治疗运动性哮喘，为临床医生提供新的用药选择。

⑤其他。氨茶碱、胆碱能受体拮抗药、钙离子拮抗药，以及吸入呋塞米等药物，对运动性哮喘均有一定的治疗作用。

有调查显示，职业运动员运动性哮喘的发病率高达35%，提早诊断运动性哮喘是预防运动性哮喘发作的前提条件。对于较大人群的疾病筛查，运动筛查试验是一种简单可靠的方法。充分的教育和周密的运动前准备可以避免绝大多数的运动性哮喘发作，没有必要因为运动性哮喘而限制进行运动，尤其是对发育期的少年儿童。许多著名的运动员就是哮喘病人，但这并没有妨碍他们取得优异成绩。

39.月经性哮喘如何治疗

轻至中度月经性哮喘病人服用襻利尿药呋塞米有效。宜于病情开始恶化即月经期前 3～4 日开始用药,直至病情稳定,疗程因人而异;剂量为 20～40 毫克/日,口服,每日 1 次。但月经性哮喘病情恶化至重度时无效。有时大剂量类固醇激素也有效,有人报道肌内注射黄体酮有效。重度哮喘病人中月经性哮喘较多见,这时重要的是控制哮喘本身。这是因为哮喘病情稳定时不会出现月经期加重这一现象。根据作者的经验,白三烯(LT)拮抗药常有效。由于利尿药有利尿作用;因此会给长时间乘车、上学、学习和工作带来不便。若使用其他药物不能控制时,加用利尿药可获得明显疗效。

40.咳嗽变异性哮喘如何治疗

(1)肾上腺糖皮质激素:糖皮质激素能抑制介质释放,减轻炎症介质所致的毛细血管渗漏,抑制支气管腺体的过度分泌,对受损上皮起到抗炎、再生作用,并且可以增加 β_2 受体激动药的支气管舒张作用。多选用吸入疗法,因为吸入的药物可直接作用于呼吸道黏膜及黏膜下受体,发挥局部抗炎作用比口服和全身用药见效快、药量小、疗效好、不良反应少。常用的药物为二丙酸倍氯米松(必可酮)、布地奈德(普米克)雾化吸入。必可酮有较强的呼吸道局部消炎作用,通常需要连续规范吸入 1 周方能奏效。吸入普米克与口服氯苯那敏(扑尔敏),治疗 2 周临床治愈、显效率和近期复发率与对照组比较差异有统计学意义（$P < 0.01$），表明呼吸道黏膜表面吸入糖皮质激素在缓解或长期控制症状及病理方面比吸入其他抗炎药物和舒张药有效。

（2）β_2受体激动药：β_2受体激动药可松弛支气管平滑肌，抑制过敏介质释放，增加纤毛运动，降低血管通透性从而发挥平喘作用。常用的口服药物有沙丁胺醇、特布他林、丙卡特罗、班布特罗、沙美特罗等。雾化吸入剂有沙丁胺醇、特布他林等。

（3）茶碱类：氨茶碱通过抑制炎性介质的释放，降低血管通透性，增加呼吸肌的收缩力，促进体内儿茶酚胺的分泌，改善心功能，兴奋呼吸中枢。另外，氨茶碱还可以舒张支气管，具有明显的抗过敏、抗炎、抗血小板活化作用。

因此，茶碱类药物在临床上既可起到抗炎的作用，又可舒张支气管，解除气道痉挛。常用药物为茶碱控释片（商品名有舒弗美、优喘平、葆乐辉）口服。舒弗美 200 毫克每日 2 次，疗程 4 周，单用或配合其他药物疗效满意。

（4）白三烯类药：白三烯是引发支气管哮喘的主要介质，与受体结合后可产生嗜酸性粒细胞聚集，引起局部组织水肿，黏膜分泌增多与支气管痉挛，从而引发哮喘发作。扎鲁司特是强效的半胱氨酰白三烯受体拮抗药，通过竞争性与半胱氨酰白三烯受体 1（CysLT1）结合，从而阻断白三烯致炎作用，6～12 岁每次 10 毫克，＞ 12 岁每次 20 毫克，每日 2 次，用药后 1～2 天起效，1 周左右疗效达高峰，可持续 4 周以上。有研究表明扎鲁司特可降低支气管高反应性（BHR）。

（5）硫酸镁注射液：①镁直接解除支气管平滑肌痉挛，

减少呼吸道黏膜细胞的损伤与脱落及微血管渗漏,同时减少多种细胞因子的参与,降低咳嗽感受器的敏感性和提高咳嗽感受器的兴奋阈值。②镁缓解呼吸道痉挛,通畅呼吸道,改善通气功能,消除咳嗽反射的刺激;硫酸镁通过拮抗钙离子作用,阻止钙离子内流,阻止细胞释放介质对咳嗽感受器的刺激,使咳嗽停止和支气管痉挛得到解除。不良反应为低血压、腹泻(个别)。在支气管舒张药、糖皮质激素的基础上,用25%硫酸镁注射液10毫升加入10%葡萄糖注射液250毫升中,静脉滴注,每日1次,1周为1个疗程,治疗3个疗程,疗效较好。较适用于有高血压的老年病人。

(6)低分子肝素钙雾化吸入:肝素在治疗哮喘方面的作用机制,是抑制肥大细胞释放生物活性介质。肝素抑制抗原引起的气道反应性增高,是由于肝素抑制肥大细胞内质网上的1,4,5三磷酸肌醇受体介导的肥大细胞内钙离子增多,阻止释放生物活性介质的脱颗粒作用而发生;调节机体的免疫功能,消除气道高反应性,促进脂蛋白酯酶释放稀释痰液,有利于痰栓排除,畅通气道;降低血液黏度、加速血流、改善外周循环,有利于症状的控制和病程的缩短。治疗方法:用低分子肝素钙2 000单位+生理盐水20毫升,雾化吸入,每日2次,共7天。

(7)红霉素加氨茶碱:红霉素通过抑制哮喘病人肺泡细胞释放肿瘤坏死因子而起抗哮喘性炎症的作用。研究发现,红霉素具有抑制哮喘病人中性粒细胞超氧化物及稳定中性粒细胞膜的作用,故有控制气道反应性增高及抗炎作用,可减少激素的用量。对激素有使用禁忌证及不愿接受激素治疗的病人，采用红霉素＋氨茶碱治疗,疗效满意。

(8)免疫调节药胸腺素:作用机制为促进抗体生成、增强机体免疫力和抗感染能力，以干扰炎症细胞因子的活性及引起的气道高反应性。胸腺素进一步分化为几个不同的亚群，如杀伤细胞、效应细胞及辅助 T 细胞等，产生可溶性介质。经临床应用表明,胸腺素是一种优良的免疫调节药，在本病治疗中可减少激素的应用，避免应用激素引起的不良反应。另外,左旋咪唑具有调整免疫功能，可使过低的免疫功能提高或恢复正常，是一种有效的免疫调节药，在症状缓解期加用左旋咪唑以改善免疫功能，可以减少该症的复发，减少最终发展为典型支气管哮喘的可能。

(9)肥大细胞稳定药:色甘酸钠能防止或减轻支气管平滑肌痉挛。酮替芬是一种可拮抗组胺等多种炎性介质的药物,能抑制过敏性炎性介质释放,调节 T 淋巴细胞活性，以改善病人特应性体质。色甘酸钠吸入，酮替芬 1 毫克睡时口服。

(10)H₁ 受体阻断药:异丙嗪是 H_1 受体阻断药,又有安定作用。H_1 受体兴奋时除血管平滑肌呈兴奋状态外，对支气管平滑肌尤为敏感。异丙嗪可使 H_1 受体被拮抗，组胺减少，减轻炎症反应，又扩张支气管平滑肌，降低气道反应性，同时该药的安定作用还可以抗氨茶碱所致的兴奋作用。氨茶碱 0.15 克,每日 3 次;异丙嗪 18.75 毫克，每日 3 次，口服，疗程 7 天。两药合用可起到协同作用从而增加疗效。

(11)利多卡因和呋塞米（速尿):雾化吸入可松弛气管平滑肌，抑制气管内肥大细胞释放介质，减少气管内感觉神经末梢冲动的传入，对多种气管激发物如甲酰胆碱、三磷腺苷、缓激肽及运动等具有对抗作用。在常规治疗基础上，联合雾化吸入生理盐水 10 毫升、20％利多卡因 5 毫升、呋塞米 20 毫克，每日 1 次，疗程 3～5 天。可减轻基础心率和气管对各种刺激的敏感性，从而减轻咳嗽的发生。近年来咳嗽变异性哮喘的研究虽然取得了一定成绩，但目前发病机制仍然不完全清楚，治疗仍然是较为棘手的问题。目前多采用糖皮质激素与舒张药，能使症状缓解但并不能完全控制咳嗽变异性哮喘的发作。咳嗽变异性哮喘治疗的关键在于明确诊断，但由于本病仅以慢性反复发作性咳嗽为特征，肺部听诊无喘鸣，胸部检查无阳性。目前最有诊断价值的检查为支气管激发试验呈阳性（哮喘发作）。为避免一种药物大剂量使用引起不良反应，治疗多采用联合疗法，在激素和舒张药应用的基础上加用其他类药物，并在症状缓解期注重锻炼、增强体质，提高机体免疫功能，尽可能避免诱发因素，以防止咳嗽变异性哮喘的复发。

（12）中医对于变异性哮喘的辨证治疗：在中医文献中，至今未见与本病临床表现完全对应的病名记载。与通常所指的"咳嗽""哮证"不完全一样，以此指导临床诊治，难收满意效果。从临床表现来看，阵咳、咽痒、气急是本病主要症状，其咳嗽以干咳为主，少痰或无痰，具有阵发性、痉挛性的特点，常突然发作，骤然而止。临床上主要认为此型哮喘体现了"风邪之为病，善行而数变""风盛则挛急"的特点。主要与"风"相关，参照"风哮"的治疗，临床上主要以"疏风宣肺、缓急止咳"为法，选用治哮的主方"三拗汤"，联合止嗽散治疗,随症加减。偏寒者,加紫苏叶等;偏热者,加黄芩、地骨皮、银柴胡、乌梅等;呛咳者,加白芍、甘草等;打喷嚏甚者,加苍耳子、辛夷花等。

41.哮喘病人机械通气的目的和应用指征有哪些

(1)目的:机械通气可纠正急性呼吸性酸中毒、低氧血症,缓解呼吸肌疲劳,防止肺不张,为使用镇静和肌松药保驾,稳定胸壁。机械通气的生理学作用:提供一定水平的分钟通气量以改善肺泡通气;改善氧合;提供吸气末压(平台压)和呼气末正压,以增加吸气末肺容积和呼气末肺容积;对气道阻力较高和顺应性较低者,机械通气可降低呼吸功耗,缓解呼吸肌疲劳。因此,应用机械通气可达到以下临床目的。

①纠正急性呼吸性酸中毒。通过改善肺泡通气使动脉血二氧化碳分压和pH值得以改善。通常应使动脉血二氧化碳分压和pH值维持在正常水平。对于慢性呼吸衰竭急性加重者达到缓解期水平即可。对于具有发生气压伤较高风险的病人,可适当降低通气水平。

②纠正低氧血症。通过改善肺泡通气、提高吸氧浓度、增加肺容积和减少呼吸功耗等手段以纠正低氧血症。氧分压>60毫米汞柱或动脉血氧饱合度>90%为机械通气改善氧合的基本目标。由于动脉氧含量氧分压与血红蛋白有关,而氧输送量不但与动脉氧含量有关,还与心排血量有关,因此为确保不出现组织缺氧,应综合考虑上述因素对氧

输送量的影响。

③降低呼吸功耗,缓解呼吸肌疲劳。由于气道阻力增加、呼吸系统顺应性降低和内源性呼气末正压的出现,呼吸功耗显著增加,严重者出现呼吸肌疲劳。对这类病人适时地使用机械通气可以减少呼吸肌做工,达到缓解呼吸肌疲劳的目的。

④防止肺不张。对于可能出现肺膨胀不全的病人(如术后胸腹活动受限、神经肌肉疾病等),机械通气可增加肺容积而预防和治疗肺不张。

⑤为使用镇静和肌松药保驾。对于需要抑制或完全消除自主呼吸的病人,如接受手术或某些特殊操作者,呼吸机可为使用镇静和肌松药提供安全保障。

⑥稳定胸壁。在某些情况下(如肺叶切除、连枷胸等),由于胸壁完整性受到破坏,通气功能严重受损,此时机械通气可通过机械性的扩张作用使胸壁稳定,并保证充分的通气。

(2)应用指征

①严重呼吸功能障碍时应及时实施机械通气。在出现较为严重的呼吸功能障碍时,就应考虑机械通气。如果实施机械通气过晚,病人会因严重低氧和二氧化碳潴留而出现多脏器受损,机械通气的疗效也显著降低。因此,机械通气宜早实施。

符合下述条件应实施机械通气:经积极治疗后病情恶化;意识障碍;呼吸形式严重异常,如呼吸频率>35~40次/分或<6~8次/分,或呼吸节律异常,或自主呼吸微弱或

消失;血气分析提示严重通气和(或)氧合障碍:氧分压＜50毫米汞柱,尤其是充分氧疗后仍＜50毫米汞柱;动脉血二氧化碳分压进行性升高,pH值动态下降。

②在出现致命性通气和氧合障碍时,机械通气无绝对禁忌证。虽然机械通气可能使病情加重,如气胸及纵隔气肿、肺大疱和肺囊肿、严重肺出血、气管-食管瘘等。但在出现致命性通气和氧合障碍时,应在积极处理原发病(如尽快行胸腔闭式引流,积极补充血容量等)的同时,不失时机地应用机械通气,以避免病人因为严重二氧化碳潴留和低氧血症而死亡。因此,机械通气无绝对禁忌证。

③在应用机械通气之前应充分考虑病人的基础疾病、治疗效果、预后和撤机的可能性。

机械通气只是一种脏器功能的支持手段,其临床价值在于为诊治导致呼吸衰竭的原发病争取时间,对原发病本身并无治疗作用。对于导致呼吸衰竭的原发病不可治疗或终末期病人(如晚期肿瘤,严重多脏器衰竭等),即使接受机械通气治疗,其预后也很差,加之机械通气本身具有相当多的不良反应和需要支付高昂的医疗费用,故在决定给病人应用机械通气前应慎重考虑。

42.我国中医治疗哮喘的基本思路是什么

哮喘是一种病程较长,难以治愈的疾病。哮喘的发生固然与外邪入侵有关,但更重要的是因人体脏腑阴阳失调的内环境所致,正所谓《内经》所言"正气存内,邪不可干;邪之所凑,其气必虚"。因此,正气虚弱是哮喘的基本病变机制,为主要矛盾。在论治时应抓住主要矛盾,扶正以祛邪,祛邪不伤正,寓祛邪于扶正之中。

(1)祛痰法应贯穿于哮喘的治疗:发作期祛痰为公认之法。在缓解期,症虽不显,但其"痰饮夙根"依然存在。由于肺虚气不化津而成痰,脾虚积湿生痰,肾虚水泛成痰,以致正虚邪实,故在扶正培本的同时,也应参以化痰降气之品,清除内伏之顽痰,以冀减少复发。祛痰法应该贯穿于哮喘的治疗当中。化痰平喘止咳药是历代医家最受重视的药物,其使用频率占所有药物的 31.28%。在选用化痰止咳平喘药物时,可选择一些如桔梗、枇杷叶、紫苏子、款冬花、紫菀等既有祛痰又有抗过敏作用的药物,其中还有缓解气管平滑肌痉挛的作用。

(2)重视哮喘治疗方法的多样性:现代药理学研究表明,防风、乌梅、五味子三者都有抗过敏的作用,从而最大程度减少表面激素用量,减轻其不良反应。有些病因如接触过敏原、情志不调、饮食不节等因素,还是哮喘反复发作的导火线,必须在治疗哮喘的同时尽早祛除病因。

辨证论治即是对症治疗,在总的治疗方案中,针对病人的症状,采用一些以及时减轻病人痛苦为目的的治疗也是必要的。例如,哮喘病人出现腹胀,可予枳壳、杏仁等行气、润肠通便;夜寐不安,可予夜交藤、合欢皮安神。辨体论治即以人的体质为认知对象,从体质状态及不同体质分类的特性,把握其健康与疾病的整体要素与个体差异,制定防治原则,选择相应的治疗、预防、养生方法,从而进行"因人制宜"的干预措施。

（3）标本兼顾，祛邪寓扶正之中：哮喘为本虚标实之病症，其根本病理变化是肺、脾、肾受损，因此在治疗本病时应标本兼顾，既要祛除风、痰瘀等致病因素以祛邪，更要注重扶助正气、补益脏腑，增强病人的抗病能力，寓祛邪于扶正之中。具体治疗中，应针对疾病发展不同阶段正邪盛衰之状况，辨证运用祛邪与扶正原则，注意"治实不忘虚，补虚不忘实"。治哮以恢复肺的宣降为要，同时也要从根源入手，运用益气健脾等治法，采用疏风宣肺、健脾益气、行气化痰、活血通络等治则。这在古代防治方药分析结果中可以得到验证：化痰平喘止咳药、补虚药、理气药、解表药及活血化瘀药的使用频率占所有药物总频率的近七成，此为证一；在高频药物分析中发现三拗汤、二陈汤、四君子汤的组成药物均为高频药物，此为证二。因此，哮喘的治疗在常规辨证的基础上，还应结合辨期、辨病、辨因、辨证、辨体，即六辨论治。

43.哮喘中医外治的方法有哪些

（1）外用药：清·《张氏医通·诸气门下·喘》曰："冷哮……夏月三伏中，用白芥子涂法往往获效。方用白芥子净末一两，延胡索一两、甘遂、细辛各半两，共为细末，入麝香半钱，杵匀，姜汁调涂肺俞、膏肓、百劳等穴……十日后涂一次，如此二次，病根去矣。"外用膏药记载也很多，如《云林神彀》中三建膏，其组成为天雄、附子、川乌、桂心、官桂、桂枝、细辛、干姜、蜀椒，主治冷哮喘嗽。摊成加庸少许。贴肺俞及华盖膻中。还有金丝万应膏、观世音菩萨救苦神膏、万应紫金膏、神异膏等。

（2）推拿：《幼科推拿秘书》记载："一推即愈。宜分阴阳。运八卦。推三关。推肺经。掐横纹。掐指尖。重揉二扇门。黄蜂入洞。揉肾水。取汗。轻者合阴阳。照天河从总经。极力一推至曲池……大人如此。"还有"两手向后，左右两手相合尽力托腰向上，振摇两臂肘来去七次。然后同前式样，合手托腰，将双手直向上向下用力摩腰反复十四次。可治哮喘等病人。"

（3）放血：《千金要方》记载："咳喘，曲泽出血立已。"

44.什么是脱敏疗法

脱敏疗法又称减敏疗法，或称特异性免疫治疗方法，是将不能避免的并经皮肤试验或其他方法证实或怀疑的主要抗原性物质制成一定浓度渗出液，以逐渐递增浓度的方法进行注射，通过反复给病人注射特异性抗原，促使体内产生相应的抗体。这类抗体属于 IgG 型，当这些特异性抗体浓度在体液中升高之后，如再次接受外来特异性抗原时，此类抗体首先与之结合，与体内原有的 IgE 抗体竞争，从而产生免疫反应而不产生过敏反应。血清 IgE 在经过连续脱敏治疗后逐渐下降，到过敏反应阈值以下时，即能防止过敏反应发生，而达到脱敏目的。

脱敏疗法最适用于吸入过敏原引起的哮喘，因为吸入性过敏原到处飘散，难以避免，故采用脱敏疗法是一种预防哮喘复发的重要措施，也是目前唯一针对哮喘过敏原的治疗方法。但并非所有哮喘病人都应做脱敏治疗。适合脱敏治疗的哮喘病人包括：①过敏性哮喘。已确定过敏原，如花粉、灰尘、尘螨、真菌、表皮致敏原、昆虫排泄物等经皮肤试验为阳性者。皮肤试验虽为阴性,但其病史明确提示为过敏性哮喘,且过敏原十分明确。②混合性哮喘。③某些特殊类型的哮喘,如季节性哮喘、职业性哮喘等。④过敏性鼻炎、过敏性鼻炎哮喘综合征和过敏性哮喘需每日用药物控制症状者。⑤过敏性鼻炎、过敏性鼻炎哮喘综合征和过敏性哮喘需常年使用预防用药者。⑥通过吸入糖皮质激素和支气管解痉药仍不能控制病情的哮喘病人。

脱敏治疗的效果可因病人各种不同的具体情况而有较大的差别,有的病人可获得长期缓解,甚至痊愈;有的病人则效果较差,仅表现症状减轻、病程缩短、发作次数减少。这种差异可能与以下因素有关:①自然界中过敏原很多,目前可供脱敏的过敏原仅是一小部分,也就是说,目前还有很多过敏原未被发现。②有的过敏原虽然非常明确,如敌敌畏、涂料、化学肥料、农药、洗涤剂等,但由于这些物质均属有害物质,因此不能进行脱敏治疗。③有些病人在长期反复的发作过程中,病情变得复杂化,除过敏因素外,还可能有感染等其他因素,这种病人脱敏见效时间出现较晚,多在1年以上。④有些病人不能坚持有计划的脱敏治疗,影响治疗效果。总之,脱敏疗法是过敏性哮喘有希望的疗法之一,但还有不足之处,故哮喘病人应在脱敏治疗的同时,坚持"避、忌、替、移"的原则。

45.什么是家庭氧疗

氧气疗法(简称氧疗)是针对缺氧的一种治疗手段。有些低氧血症的病人需要长程持续氧疗,只得在家庭中进行,即称之为家庭氧疗。长期吸氧可以缓解病人的呼吸困难、改善生活质量、树立生活信心,应该列为一种重要的治疗方法。虽然限于条件,在国内还不能广泛开展,但可以预测随着人们生活水平的提高,家庭氧疗将会有不少病人接受及使用。现将有关家庭氧疗的目的、适应证及方法简介如下。

(1)家庭氧疗的目的和适应证:家庭氧疗是长期的氧疗,时间可达数月至数年,治疗目的在于减轻病人呼吸困难症状;改善神经和精神状态;改善睡眠状态,避免夜间突发低氧血症;降低肺动脉压,防止右心衰竭的发生;加强缓解期的治疗,减少再次入院的次数。总的来说,是为于提高病人的生活质量,延长病人的存活期。长期氧疗应严格掌握适应证,因为它不仅给病人带来生活上的不便,还会给社会和家庭增加经济上的负担。一般来说,当病人动脉血氧分压超过8.65千帕(65毫米汞柱),在休息或运动时均无组织缺氧的症状和体征,则无须进行长期氧疗。适合于长期家庭氧疗的病人见于下列几种情况:一为动脉血氧分压低于7.32千帕(55毫米汞柱),但病人病情稳定,3周内测血气、肺功能(用力呼气容积)变化不大。二为动脉血氧分压为7.33~8.0千帕(55~60毫米汞柱),但伴有肺源性心脏病或肺动脉高压所致的慢性右心衰竭,或伴有红细胞增多症,活动明显气促。三为慢性阻塞性肺病病人肺动脉高压的防治,根据国外报道,实行长期家庭氧疗可产生持续有益的肺血液流变学改变。四为睡眠性低氧血症或睡眠性呼吸暂停综合征。五为运动性低氧血症或缓解期慢性阻塞性肺病病人欲做短期旅行时。

（2）家庭氧疗的方法：目前可用于家庭氧疗的氧源（即供氧系统）有3种，各有其优缺点，第一种氧源为压缩氧，国内多采用钢制压缩氧气瓶，内装98％以上的氧气，如日夜持续吸氧，所给的吸入氧浓度为24％～28％，则一大筒氧可用48～72小时，国外的压缩氧气瓶亦有用铝制成的，大小不一，最大的可装6 000升氧，使用1～3天；小者可容纳240~265升氧，用2～6小时。用氧气瓶吸氧时可用鼻导管或鼻塞，接氧气瓶的导管可长一些，以方便病人在室内的活动，以上给氧方法一般用于不离开室内，静息时尤见夜间常有低氧血症的老年病人。用压缩氧给氧的优点是价格低廉，但只能限于室内，且占用地方较大，搬运不便。第二种氧源为液体氧，这种供氧系统可容纳液氧32 000升（小型者容纳1 300升），能提供低浓度连续吸氧3～8天。适用于青年人，每日户外活动超过3小时的低氧血症病人。这种给氧方法的优点主要是装备轻巧，病人可以自己携带，使用方便，但价格较压缩氧昂贵。第三种氧源为氧浓缩器，大多数氧浓缩器是装有一种分子筛的气体过滤器，小分子气体（如氧、氦等）可以通过，而氮则多被吸附，难以通过。因能通过过滤器将空气中的氧浓缩到92％～95％，可持续提供氧疗，需要电源即可。用这种方法给氧初次购置费用很大，但可长期使用，无须充氧及搬运，有经济条件者不失为家庭氧疗的理想工具，缺点为携带不便，限于室内使用。长期氧疗一般采用鼻导管或鼻塞即可，每天吸氧时间多数在15～18小时或以上。

46.老年哮喘治疗的常见误区有哪些

对怀疑患有哮喘或慢性肺部疾病可能性的老年人,应及时做全面检查,并定时去专科医生处诊治,根据不同病情结合肺功能检测,调整药物种类与剂量,切不可自己购服所谓"特效止喘药",或自行增减服药量。对大多数在临床缓解阶段的老年人,仍应给予适当治疗。老年哮喘治疗的常见误区大致有以下几种情况。

误区一:吸入治疗的不良反应比口服药物大。恰恰相反口服药物的不良反应更大,包括肥胖、骨质疏松、高血压、糖尿病而且哮喘也控制不好。而吸入型的药物激素含量很小,不超过1 000微克/日,不会引起全身不良反应,也不会导致肥胖。

误区二:不懂规范治疗。病人一边服药,可哮喘一边还在频繁发作,说明治疗并不充分。哮喘一开始需要充分治疗以控制喘息等症状,等病情稳定后要在专科医生的指导下逐渐减量,最终达到以较低剂量的药物维持治疗效果。不能随意换药停药,三天打鱼两天晒网,花费的费用更高,哮喘更难控制。

误区三:中药可以控制哮喘。老年哮喘病人都非常喜欢看中医和服用中药,认为中药不良反应少。但从目前的研究来看,尚无证据证实单独服用中药可有效地治疗哮喘。当然,服用中药对于哮喘治疗可起到辅助作用,比如清热、化痰等。

误区四:无感染仍用抗生素。缓解期中断治疗或用药不当,特别是不少老年病人误以为喘息症状加重,必然与感染有关,因此长期使用各种抗生素,增加了细菌的耐药性,亦可能是哮喘长期得不到有效控制的重要原因之一。

47.哮喘病人需要做手术在麻醉和术前应注意哪些治疗问题

患有哮喘的病人需要麻醉或手术的情况在临床上并不少见。由于哮喘病人具有气道高反应性和气道慢性炎症等特征,且可能伴有一定程度的肺功能减退,这就决定了哮喘病人的围术期并发症,尤其是呼吸系统的并发症发生率均比普通人群要高,可达普通人群的3倍。其发生率与手术时哮喘的严重程度、手术类型、麻醉方式等因素密切相关。因此,在术前对哮喘病人的病情应进行全面的评估(包括非急性发作期的病情评估和急性发作时病情严重程度的评估),并选择适当的手术和麻醉方式,在围术期采取相应的控制、治疗措施,以防止围术期哮喘急性发作和术后并发症的发生。

麻醉和术前应根据哮喘的严重程度,制定相应的治疗方案。考虑到病人在手术期和手术后的一段时间可能不宜使用某些抗哮喘药物(如糖皮质激素治疗可影响手术刀口的愈合),因此可以适当加强术前治疗的强度以保证病人安然度过围术期。

哮喘病人术前治疗的目的在于通过控制气道炎症来降低气道高反应性,控制喘息症状和改善肺通气功能,以减少围术期支气管痉挛或哮喘发作。由于以 β_2 受体激动药为主的支气管舒张药的对症治疗对气道炎症没有控制作用,只能控制喘息症状而难以降低气道高反应性,因此应以吸入糖皮质激素为主,由于其明显的抗炎作用可显著降低气道高反应性并可持续数天,从而避免或减轻哮喘病人围术期支气管痉挛的发生。临床观察发现,一般停止吸入糖皮质激素 3～5 天后气道炎症才会复燃,才能出现症状,病人此时往往清醒,已经可以接受吸入治疗了。因此,术前加强吸入糖皮质激素是非常必要的。对于哮喘危重度发作又需要急症手术时,麻醉前宜使用氧驱动雾化吸入 β_2 受体激动药治疗,以解除支气管痉挛,同时根据病情可给予静脉滴注甲泼尼龙泼尼或氢化可的松治疗。

哮喘病人在麻醉和术前应注意以下用药原则:

(1)不用麻醉性镇痛药,以防抑制呼吸。

(2)为减少呼吸道分泌物,减弱迷走神经反射,术前常规应用阿托品等抗胆碱药物,对支气管也有一定的舒张作用。但对痰液黏稠的病例,必须等痰液咳尽以后再应用,否则可使痰液进一步黏稠而难以吸出。

(3)H_1 受体拮抗药(如异丙嗪)可常规应用。

(4)术前应用茶碱类药物可松弛支气管平滑肌、并抑制组胺释放,可常规给予茶碱缓释片口服,也可吸入长效 β_2 受体激动药,如福莫特罗或沙美特罗。

(5)哮喘的抗炎药物或预防性用药(如吸入糖皮质激素或色甘酸钠)可一直用至麻醉诱导前。

(6)肺功能检查,用力呼气容积/用力肺活量＜80％或术前 6 个月内应用过激素治疗的病人,术前及术中应追加使用适量氢化可的松等激素,术后24小时内迅速减量,以免影响伤口愈合。

48.医学养生功疗法可以治疗哮喘吗

医学养生功是一种可增强元气(调身)、调整呼吸(调息)和改善心理(调心)的锻炼项目,对于大多数哮喘病人的恢复有一定帮助。作为一种综合性整体疗法,医学养生功在调节大脑皮质的兴奋和抑制平衡的基础上,可以调整和改善哮喘病人的呼吸方式,调节机体的免疫功能,改善缺氧状态,从而达到防病强身的目的。由于哮喘病人通常呈呼气性呼吸困难,使肺泡不能充分呼出气体,在哮喘缓解期进行医学气功锻炼有利于进行腹式呼吸的调整呼吸锻炼,从而帮助病人改善呼气性呼吸困难。同时由于哮喘病人肺通气功能障碍,机体为了维持血氧饱和度,胸部呼吸肌必须加倍工作,久之可致呼吸肌的过度疲劳而不能有效地收缩来维持正常的呼吸运动,而医学养生功的腹式呼吸锻炼等则可以加强膈肌、腹肌、肋间肌和胸部肌肉的活动,改善其收缩功能,减轻呼吸肌的疲劳。医学养生功有如下基本方法。

(1)调身:调身主要是充分放松身体各部位的肌肉,调整好姿势,这是进入医学气功调息和调心阶段的先决条件,主要有以下姿势,前四种姿势适合中、重度慢性哮喘病人,站式和走式适合于轻、中度病人。

①平坐式。端坐在方凳上,足着地,两腿分开,躯体与大腿、大腿与小腿均为90°。双手放膝盖上或握拳放小腹之前,下颌回收,垂肩含胸,口、眼微闭,舌抵上腭,面带微笑。

②自由盘膝式。端坐木板床上，两腿交叉，自然盘坐，两手放小腹前或放在两膝盖上。

③仰卧式。仰卧于木板床上，上半身垫高些，呈斜坡状，腿伸直，两手放两侧。

④侧卧式。侧卧于木板床上，头枕平，上身直，上侧腿弯曲放下侧腿上，上侧的手放臀部，下侧的手放枕头上，手心向上。

⑤站式。三圆式为最常用，其方法是两腿分开，宽于肩齐，脚尖稍向内，膝微曲，含胸，两臂抬起，与肩同高，然后缓缓下降，手与乳头平，两手相距约30厘米，两臂如抱大球，两手指屈曲做握球状，眼口微闭，面带笑容。

⑥走式。静坐2～3分钟后，先左脚向前迈出一步，脚跟先着地，上身和两手向右摆动，鼻吸气，口呼气；当左脚落实后，再将右脚向前迈出一步，脚跟先着地，上身和两手向左摆动，鼻吸气，口呼气，如此一步一步向前走，半小时可收功。

（2）调息：调息是指调整呼吸，对哮喘病人尤为重要。通过调息学会用腹式呼吸辅助胸式呼吸，改浅呼吸为深呼吸，最后练成自发的丹田呼吸来扩大肺活量，促进气体代谢和血液循环，并通过呼吸运动的机械作用"按摩"内脏，最终将呼吸调整为细（即使深呼吸也基本听不到呼吸的声音），匀（快慢、深浅均匀），稳（不局促、不停顿）。调息对帮助哮喘病人改善呼吸尤为重要。

①自然呼吸法。它是正常人的生理呼吸，丝毫不加意念支配，鼻呼鼻吸、呼吸自然平稳、柔和而均匀，其缺点是呼吸不够深长和无腹式呼吸。

②顺呼吸法。吸气时膈肌下降,腹部外凸;呼气时膈肌上升,腹部内凹,这种呼吸法膈肌上下移动幅度大,腹肌前后运动量大,可逐渐练成腹式呼吸。

③逆呼吸法。与顺呼吸法相反,吸气时膈肌上升,腹部内凹;呼气时膈肌下降,腹部外凸。它较顺呼吸法的运动幅度和强度为大。

④小周天呼吸法。采用逆呼吸法,用鼻吸气,以意领气,意想气到了丹田,然后下至会阴;呼气时以意领气,意想气由会阴循脊柱至百会,由鼻呼出。又称气通任督脉法。

(3)调心:是指调整病人的心理或精神状态并使之入静,是气功与呼吸保健操的重要区别,也是医学养生功最主要的环节,练功效果往往取决于入静的深度,在相同情况下,入静越深则效果越好。入静是指一种稳定的安静状态,无杂念,集中意念于一点,即意守丹田。有随息法、默念法、听息法等。

①随息法。意念集中在呼吸上,只留意于腹式呼吸的起伏,但不可有意指挥,以便形成意气和一,达到入静。

②听息法。用耳朵听自己呼吸气的出入,以听不到为好,在听不到的情况下去听,以助入静。

③默念法。默念的字句要单纯,其目的是用一念代万念,用正念代邪念,以助入静。常默念"松静"二字,以达心旷神怡、舒适入静的境界。

49.具有止咳作用的中草药有哪些

(1)杏仁

成分:种子含脂肪油约5%,苦杏仁苷2%,后者水解后可生成氢氰酸、苯甲醛及葡萄糖等。此外，尚含有苦杏仁酶、苦杏仁苷酶及樱苷酶。

性味归经：苦，微温，有小毒。归肺、大肠经。

作用：止咳平喘，润肠通便。治疗剂量的本品经口服后，其有效成分苦杏仁苷在体内缓慢水解，逐渐生成微量氢氰酸，后者对呼吸中枢呈镇静作用，使呼吸运动趋于安静而呈现镇咳和平喘的作用。为常用的止咳、平喘中药。

不良反应：多服易中毒，轻则头晕、呕吐，重则昏迷、惊厥、呼吸障碍、瞳孔散大。

（2）枇杷叶

成分：含皂苷、苦杏仁苷、齐墩果酸等。

性味归经：苦，平。归肺、胃经。

作用：清肺化痰，止咳平喘。因含苦杏仁苷，故作用与苦杏仁相似，口服后分解出微量氢氰酸，有一定的止咳作用。所含油质有轻度的祛痰作用，本品的水煎剂，经动物实验有抑菌、平喘和祛痰作用。

（3）百部

成分：含有百部碱、原百部碱等多种生物碱。

性味归经：甘、苦，平。归肺经。

作用：润肺止咳，灭虱杀虫。药理实验证明，百部能降低呼吸中枢的兴奋性，抑制咳嗽反射，从而产生镇咳作用，为中枢性镇咳药。抑菌试验表明，对结核杆菌、白喉杆菌、金黄色葡萄球菌、溶血性链球菌、肺炎双球菌等均有一定的抑菌作用。动物实验尚表明，本品对亚洲甲型流感病毒的感染有防治作用。

（4）半夏

成分：含有β-谷甾醇及葡萄糖苷,3,4-二羟基苯甲醛葡萄糖苷和其苷元,2,5-二羟基苯乙酸,后二者是半夏的刺激性物质,此外还含有辛辣醇、三萜烯醇等。

性味归经：辛,温,有毒。归脾、胃、肺经。

作用：燥湿化痰,降逆止呕,消痞散结。药理实验有镇咳、止吐和催吐（生半夏）作用。镇咳作用略次于磷酸可待因。作用机制可能是直接抑制咳嗽中枢,止吐作用则可能是由于抑制呕吐中枢所致。

（5）胆汁

成分：主要为胆酸盐。

性味归经：苦,寒。归肺、肝、胆经。

作用：清肺化痰,清热解毒。实验表明,胆酸钠有中枢镇咳作用,且对支气管平滑肌有舒张作用。胆汁对呼吸道常见的甲型链球菌、金黄色葡萄球菌、肺炎双球菌、卡他球菌等均有较好的抑制作用。临床用于百日咳、慢性气管炎等,疗效确实,且不良反应少见。

不良反应：口服胆荚片（主要成分为猪胆汁干膏）的主要不良反应为口干、胃部不适、恶心、大便转溏。

（6）浙贝母

成分：主要含有浙贝碱、浙贝次碱等。

性味归经：苦,寒。归肺、心经。

作用：止咳化痰,清热散结。药理实验证明,浙贝碱有较明显的镇咳作用及支气管平滑肌松弛作用。其镇咳作用机制可能与支气管平滑肌舒张有关。浙贝母临床用于治疗风热感冒、急性上呼吸道炎、气管炎、肺炎之咳嗽。与川贝母比较,浙贝母适用于急性风热咳嗽,川贝母适用于慢性虚劳咳嗽。

(7)川贝母

成分:主要有川贝碱、炉贝碱、白炉贝母碱等生物碱。

性味归经:苦、甘,微寒。归肺、心经。

作用:清热润肺,止咳化痰。作为镇咳祛痰的药物,主要用于无痰或少痰的咳嗽,但川贝母既能祛痰,又有抑制痰涎分泌之效,故痰多者也适用。临床多用来治疗肺结核、慢性气管炎等的咳嗽症状。对寒湿而致的痰饮咳嗽,川贝母效果不佳。

50.具有化痰作用的中草药有哪些

(1)天南星

成分:含有皂苷、苯甲酸、黏液质及多量淀粉。

性味归经:苦、辛,温,有毒。归肺、肝、脾经。

作用:燥湿化痰,祛风止痉。药理实验表明,其所含皂苷能刺激胃黏膜,引起轻微恶心,反射性地引起支气管分泌增加,产生祛痰作用。实验表明,本品尚具有明显的镇静作用,以及镇痉和镇痛作用。

(2)远志

成分:含皂苷、远志酸、树脂、脂肪油等。

性味归经:辛、苦,微温。归肺、心经。

作用:宁心安神,祛痰开窍,消痈肿。其所含皂苷能刺激胃黏膜,反射性地引起祛痰。国外报道,所含皂苷能刺激胃黏膜,反射性地产生祛痰作用;所含远志醇和远志酸均有祛痰作用,尚可使支气管黏膜分泌增加,其祛痰作用似桔梗,唯作用强度略逊。常与其他药物配伍作为祛痰药,用来治疗慢性支气管炎及各种原因引起的有痰咳嗽。

不良反应:大剂量口服可引起恶心呕吐。胃炎、胃溃疡病人,以及孕妇慎用。

(3)紫菀

成分:含紫菀皂苷、紫菀酮、槲皮素等。

性味归经:苦、甘,微温。归肺经。

作用:化痰止咳。传统经验认为,本品能止咳化痰。实验证实,本品能显著地增加呼吸道腺体的分泌作用,使痰液稀释易于咳出。其镇咳作用不明显。实验表明,本品对金黄色葡萄球菌、大肠埃希菌、变形杆菌、伤寒杆菌、铜绿假单胞菌等有抑菌作用。主要用以治疗咳嗽且有痰涎壅盛,咳吐不爽者。

(4)白芥子

成分:含白芥子苷、脂肪油、芥子酶、芥子碱等。

性味归经:辛,温。归肺经。

作用:温肺祛痰,利气散结,通络止痛。为恶心性祛痰药,白芥子油对胃黏膜有轻度刺激,产生轻度恶心感,反射性地增加支气管的分泌而祛痰。适用于咳嗽而痰多清稀,胸胁满闷作痛。

不良反应:过量可致胃肠炎,并发生腹泻、腹痛等症状。

(5)前胡

成分:白花前胡含吡喃香豆精类:白花前胡内酯甲、乙、丙、丁。紫花前胡含呋喃香豆精类：紫花前胡苷、紫花前胡素。

性味归经：苦、辛，微寒。归肺经。

作用：降气祛痰，宣散风热。有显著增加呼吸道分泌作用，无显著镇咳作用。临床上常与其他中药配伍治疗肺热咳嗽，痰稠气逆，如急性支气管炎。

（6）款冬花

成分：含有款冬二醇、山金车二醇、皂苷及挥发油等。

性味归经：辛，温。归肺经。

作用：润肺下气，止咳化痰。实验表明，本品的祛痰作用与桔梗相似。尚有一定的镇咳作用，其作用不及半夏，且持续时间短暂。其醇津膏对豚鼠能解除因组胺而引起的支气管痉挛。本品为常用化痰止咳药，常与紫菀配伍，二者并用有协同作用。

（7）野决明

成分：含有皂苷、挥发油和野靛碱、多实槐子碱等多种生物碱。

性味归经：温、寒，甘、苦。归肺经。

作用：祛痰镇咳。全草有祛痰作用，大剂量有催吐作用。可部分代替吐根制剂。适用于痰喘咳嗽。所含野靛碱有很强的呼吸兴奋作用，可用于急性传染病引起的呼吸衰竭和新生儿窒息。多实槐子碱对自主神经有抑制作用。

（8）白前

成分：含有三萜皂苷。

性味归经：辛、甘，平。归肺经。

作用:祛痰,降气止咳。用来治疗感冒咳嗽,急性支气管炎,也可用于久咳多痰。常与桔梗、紫菀、百部等配伍应用。

(9)竹沥

成分:竹油。

性味归经:甘,寒。归心、肺、胃经。

作用:清热化痰。临床应用有明显的祛痰作用,尚具有镇咳、解热、镇静作用,常用于咳嗽痰多。

不良反应:一般无不良反应。过量时可有轻度腹泻,故腹泻者不宜服用。

(10)杜鹃素

成分:叶含挥发油、黄酮类物质槲皮苷、槲皮素(小叶枇杷素-2)、棉花素(小叶枇杷素-3)等。

性味归经:苦,寒。归肺经。

作用:祛痰,止咳,平喘。为中草药来源的祛痰药。可直接作用于呼吸道黏膜,而不是通过中枢神经系统,或是通过神经反射而产生祛痰作用。药理实验表明,本品能促进兔气管纤毛运动,即促进呼吸道机械清除异物的功能;可逐步减少呼吸道排出的蛋白,并使呼吸道分泌的蛋白含量下降,并减轻非特异性炎症渗出。临床用于慢性支气管炎病人,可使痰量逐渐减少,黏度下降,痰液变稀,易于咳出,从而减轻症状。与溴己新作临床对比。日服本品300毫克或溴己新36毫克,本品疗效胜过溴己新。

不良反应:有口干、食欲缺乏及胃烧灼感。大剂量可能对肝脏有反应。

(11)沙参

成分:轮叶沙参根含三萜类皂苷为沙参皂苷,杏叶沙参的根含呋喃香豆精类。

性味归经:甘,微寒。归肺、胃经。

作用:清肺养阴,益胃生津。沙参有祛痰作用,但较紫菀、天南星效果差,可持续 4 小时以上。沙参水浸剂(1:2)在试管内对奥杜盎小芽孢癣菌、羊毛状小芽孢癣菌等皮肤真菌均有不同程度的抑制作用。

(12)商陆

成分:根含商陆碱及淀粉约 25%,根茎叶均含商陆毒素、氧化肉豆蔻酸、三萜酸、皂苷和多量硝酸钾。

性味归经:苦,寒,有毒。归肺、肾、大肠经。

作用:泻下利水,消肿散结,化痰。用小鼠与家兔酚红法证明,商陆的煎剂、氯仿提取物,皂苷元及乙醇津膏,经腹腔或灌胃给药,有明显的祛痰作用;乙醇提取物作用更明显。注射给药较灌胃给药作用强,且不受切断迷走神经的影响。初步认为是与直接作用于气管黏膜,使腺体分泌增加,痰液稀释,易于排出有关。但是,由于商陆含有皂苷的作用成分,不能完全排除其刺激胃黏膜反射性的祛痰作用。商陆醇津膏还能使家兔气管纤毛黏液运动加快,有利于清除气管内痰液。此外,尚能使末梢血管收缩,血管通透性降低,炎症减轻,与其祛痰作用有关。小鼠氨水喷雾引咳实验证明,商陆生物碱部分有镇咳作用。煎剂及酊剂对肺炎球菌、痢疾杆菌、流感杆菌均有抑制作用。对许兰黄癣菌和奥社盎小芽孢癣菌等皮肤真菌也有不同程度的抑制作用。从本品中提出的三萜酸有抗炎作用,对大鼠脚肿胀的消炎作用与氢化可的松相似。

不良反应:少数病人可有鼻咽干及消化道症状。大量能刺激胃肠蠕动引起腹泻,并能刺激中枢,引起四肢肌肉抽搐,抑制心脏,最后可因呼吸肌麻痹、心肌麻痹而死亡。

51.具有平喘作用的中草药有哪些

(1)麻黄

成分:含有多种生物碱,其中主要为麻黄碱,占总生物碱量的80%～85%,其次为伪麻黄碱和微量甲基麻黄碱,甲基伪麻黄碱、去甲基麻黄碱,尚含挥发性的苄甲胺、儿茶酚、鞣质及少量挥发油,油中含α-萜品醇。

性味归经:辛、微苦,温。归肺、膀胱经。

作用:发汗,平喘,利水。麻黄碱对支气管平滑肌有松弛作用。对痉挛状态的支气管有明显的解痉作用。这些作用与其能促进交感神经末梢释放去甲肾上腺素,以及直接作用于肾上腺素能受体有关。甲基麻黄碱和伪麻黄碱对平滑肌的解痉作用与麻黄碱相似,但对血压影响较小。麻黄碱可兴奋心肌和收缩血管,对心脏与血管有类似肾上腺素作用,可使心跳加快、加强,血管收缩,血压上升。但作用较弱而持久,且舒张血管作用极微。因此,用于滴鼻时无继发性血管扩张的作用。较大治疗量的麻黄碱能兴奋大脑皮质和皮质下中枢,引起精神兴奋、失眠、不安、震颤等;也能兴奋呼吸中枢和血管运动中枢。当延髓受抑制时,麻黄碱具有苏醒作用。短时间内连续反复应用麻黄碱,可使作用迅速减弱,最后可完全无效,停用数小时后可以恢复。麻黄挥发油在体外对流感病毒具有强大抑制作用,并证明对感染甲型流感病毒PRg株的小鼠有一定疗效。

不良反应:麻黄常用于发汗平喘,服用过量时常发生烦躁、失眠等中枢兴奋症状,以及血压升高等不良反应。有高血压、冠状动脉功能不全、动脉硬化、甲状腺功能亢进、糖尿病、失眠者慎用或忌用。

(2)樟叶油

成分:主要含有桉油素、芳樟醇及樟脑,其次为β-蒎烯和松油醇等。其中,桉油素、芳樟醇及松油醇均有平喘作用。

性味归经:温、辛、气香,无毒。归肺经。

作用:祛风散寒,平喘,理气活血,止痛止痒。民间用樟根、樟木治感冒头痛,风湿骨痛,跌打损伤及克山病;用樟子治慢性支气管炎等。经研究发现,樟子挥发油具有较强的平喘作用,临床平喘效果显著,但樟子来源不如樟叶丰富,且加工较繁琐。樟叶油经药理研究证明,其药理作用与樟子油基本相同,能松弛支气管平滑肌,产生显著的平喘作用,同时有一定的止咳、祛痰作用。临床平喘疗效较好,祛痰、镇咳效果较差,对并发肺气肿和病情严重者则疗效较低。适用于治疗喘息性支气管炎和支气管哮喘。一般在服药后10分钟起效,作用维持为3~10小时。

不良反应:少数病人有恶心、呕吐、心慌、头晕等,但均不严重,可自行消失。

(3)山苍子油

成分:挥发油中主要成分有柠檬醛,其次有柠檬烯、香叶醇、香草醛、莰烯、甲基庚烯酮等。

性味归经:辛,温。归脾、胃、肾、膀胱、肺经。

作用:温暖脾肾,健胃消食。近年研究有较强平喘、抗过敏作用。豚鼠离体气管平滑肌实验表明,山苍子油对正常气管平滑肌及乙酰胆碱或组胺所致平滑肌收缩有松弛作用,预先加山苍子油可阻断乙酰胆碱或组胺的收缩作用,作用不被普萘洛尔(心得安)阻断。对豚鼠实验性哮喘,经灌胃、腹腔注射或气雾吸入给药均有保护作用。临床千余例观察表明:口服山苍子油对慢性气管炎有较好疗效,并能明显改进肺通气功能和肺活量。鼻吸疗法对喘息型慢性支气管炎和支气管哮喘有即时止喘的效应,一般1～2分钟起效,维持30分钟。山苍子油口服、腹腔注射或喷雾吸入,均有祛痰作用。试管内实验表明,山苍子油对金黄色葡萄球菌、大肠埃希菌、伤寒杆菌、痢疾杆菌等,均有较强抑菌作用。

不良反应:部分病例有口咽干燥、大便燥结、胃不适、嗳气、头晕。吸入给药可有喷嚏等刺激症状。

(4)苦甘草

成分:含有多种生物碱,其中有槐根碱。

性味归经:甘、苦,平。归心、肺、脾、胃经。

作用:清热解毒,润肺止咳,平喘。实验证明,苦甘草和苦甘草碱有平喘作用和轻度镇咳作用,并无祛痰、消炎作用。临床平喘疗效显著,适用于治疗支气管哮喘和慢性喘息性支气管炎。苦甘草氢溴酸盐肌内注射时经半小时起效,维持2～6小时。

不良反应:小剂量未见其有不良反应,大剂量对肝细胞有一定影响,故肝病病人应慎用。

(5)苦参

成分:含苦参碱、苦参黄酮及司巴丁等。

性味归经:寒,苦。归心、肝、胃、大肠、膀胱经。

作用:清热燥湿,祛风杀虫,平喘。经证明,苦参煎剂和苦参总碱有平喘作用,其中氧化苦参碱及槐根碱平喘作用较显著。临床用于治疗支气管哮喘有一定效果。

不良反应:少数病人有轻微嗜睡。吸入用药时对局部有刺激作用,多引起喉痒或咳嗽。

(6)椒目

成分:含有挥发油,油中含异茴香脑、牦牛儿醇等。

性味归经:苦,寒。归脾、膀胱经。

作用:行水,平喘,止痛。椒目平喘作用显著,镇咳、祛痰作用不明显,临床适用于支气管哮喘和喘息性支气管炎。口服作用快,经 5～10 分钟起效,作用维持约 6 小时。

不良反应:少数人有头晕、恶心、发热等。

(7)胡颓子

成分:含有生物碱、黄酮苷、香豆素、三萜、酚性物质、鞣质等。

性味归经:平,酸、苦。归肺经。

作用:止咳平喘。药理试验证明,胡颓子对实验性慢性支气管炎有一定疗效,黄酮部分有较好平喘作用。临床可用于治支气管哮喘、慢性支气管炎。"定喘灵"穴位注射或喷雾吸入时作用快,对慢性喘息性支气管炎急性发作期有较好平喘作用。喷雾吸入时可立即显效;穴注法经 15 分钟起效,可维持 6 小时以上,最长者达 25 天。

不良反应:穴位注射时个别人有过敏反应。

(8)七叶莲

成分:鹅掌藤嫩枝含有挥发油。

性味归经:温,苦、甘。归肺经。

作用:舒筋活络,消肿止痛。实验证明,本品对组胺和乙酰胆碱引起的支气管痉挛有缓解作用。临床对各型轻重不同的支气管哮喘都有较好疗效,尤以吸入性过敏所致哮喘效果显著。优点是作用较快,无肾上腺素、异丙肾上腺素和氨茶碱等常用平喘药对心血管和胃肠道的不良反应;肌内注射疗效可与静脉注射氨茶碱相比,对某些病程持久、哮喘发作频繁、常用平喘药无效的病人常可奏效。肌内注射经 10~15 分钟起效,25~30 分钟达显效,作用可维持 3~6 小时。

不良反应:肌内注射仅有轻度酸胀感,个别有嗜睡现象,与其镇静作用有关。

(9)少年红

成分:三萜皂苷部分为平喘有效成分,主要是皂苷Ⅱ。

性味归经:温,辛、微苦。归肺经。

作用:平喘止咳,活血止痛。药理实验证明,少年红皂苷具有较好的平喘作用,对肥大细胞有一定保护作用。临床治疗支气管哮喘的效果较好,其平喘速度与强度均优于氨茶碱,不良反应少而轻。口服一般经 15~60 分钟起效。乙酰化皂苷对胃肠道刺激作用较小,虽用量较大,但平喘效果优于少年红皂苷。

不良反应:部分病人有头晕、口干、恶心等。少年红皂苷对胃黏膜有一定刺激作用,故宜饭后服用。胃和十二指肠溃疡活动期者慎用。

(10)艾叶油

成分:艾叶油是一个多成分混合物,经分离鉴定,已确定有 7 种,即 4-萜品烯醇、β-石竹烯、蒿醇、芳樟醇、樟脑、龙脑和桉油素。

性味归经:苦、辛,温。归肝、脾、肾经。

作用:温经止血,散寒止痛。近年发现,艾叶油有止咳、祛痰、平喘作用。0.5 微克/毫升艾叶油的作用强度与异丙肾上腺素 0.125 微克/毫升相当。无论口服或喷雾给药,均能对抗乙酰胆碱或组胺引起的哮喘发作,且作用持久。豚鼠实验表明,艾叶油能抑制化学物质引起的咳嗽。镇咳机制主要系抑制延髓的咳嗽中枢,可被尼可刹米(可拉明)所抵消。酚红法表明,小鼠口服或腹腔注射艾叶油有祛痰作用。艾叶油灌胃,对豚鼠过敏性休克有明显的保护作用,但喷雾给药无效。其机制可能是抑制过敏介质的释放,或直接对抗过敏介质(组胺及慢反应物质)所致。艾叶油能明显抑制离体蟾蜍心脏的收缩,对心率影响不大,但可引起房室传导阻滞。浓度加大可使心搏停止。对中枢神经系统具有镇静作用,能使家兔活动减少。给小鼠灌胃,能明显延长戊巴比妥钠睡眠时间。体外实验证明,艾叶油对球菌及大多数革兰阴性杆菌均有抑制作用。

不良反应:常用量一般无不良反应,仅少数病人口服后有咽干、恶心、胃部不适、头昏等反应,但不需处理可自行消失。气雾吸入时有局部刺激性,可引起呛咳。

(11)芸香草

成分:鲜叶及地上部分含挥发油 0.7%～1%,油中含胡椒酮 40%～50%。

性味归经:辛、微苦,温。归肺经。

作用:止咳平喘,消炎止痛,祛风利湿。临床观察和药理实验证明,芸香草制剂有平喘、止咳、止痛、抗利尿、止血、通经、消炎、止呕等多种作用,但以平喘作用为最强,抗利尿、止痛作用次之,其他作用又次之,但均有一定效果。芸香草或胡椒酮对离体兔肠平滑肌有松弛作用。胡椒酮能对抗氯化钡所致的肠平滑肌收缩;也抑制毛果芸香碱对肠平滑肌的兴奋作用;芸香油和胡椒酮对组胺所致豚鼠支气管痉挛有明显解痉作用。临床用于解除哮喘症状,对抗支气管痉挛。用刺激豚鼠喉上神经实验证明,本品及胡椒酮有一定止咳作用。芸香油和油中的主要有效成分胡椒酮对金黄色葡萄球菌、肺炎双球菌、八叠球菌等多种细菌有不同程度的抑制作用。

不良反应:芸香草片无不良反应,较为安全。口服芸香油和胡椒酮可有恶心、呕吐、腹部不适等胃肠道反应,少数有牙龈肿痛及鼻出血等。口服亚硫酸钠胡椒酮虽无胃肠道反应,但可出现头痛、头晕、心悸、乏力等。气雾剂对支气管有局部刺激性,少数病人出现呛咳。

(12)地龙

成分:含有次质、琥珀酸钠、脂肪酸、胆甾醇、胆碱、氨基酸及地龙素、地龙解热素等。

性味归经:咸,寒。归肝、脾、膀胱经。

作用:清热息风,平喘,通络,利尿。由地龙提取的含氮有效成分对小鼠及家兔离体肺灌注呈显著的支气管舒张作用。对预先经过组胺或毛果芸香碱处理的灌注肺支气管表现舒张作用,对组胺喷雾所致豚鼠哮喘有保护作用,对抗组胺引起的支气管痉挛产生较好平喘作用。临床适用于治疗支气管哮喘和过敏性哮喘,尤适用于热喘病人。

广地龙有效成分之一琥珀酸钠具有宽胸、化痰、平喘的作用。其舒张支气管平滑肌作用缓慢而持久,临床适用于支气管哮喘。琥珀酸钠与异丙嗪(非那根)组成妥洛特曼片,对过敏性哮喘、支气管哮喘,以及长期服用麻黄碱、氨茶碱有不良反应或无效的病人均具有良好效果,服后能增进食欲,促进睡眠。对于炎症或其他疾病引起的哮喘效果稍差,最好与消炎药物同用。

不良反应:注射时可引起局部荨麻疹等过敏反应。血压过低或高度过敏体质病人慎用。严重心脏病病人,孕妇忌用。

四、哮喘的预防和护理

1. 什么是哮喘的三级预防

虽然哮喘的药物治疗在控制症状和改善生命质量方面取得了很大的进展,但是哮喘的患病率仍然没有得到有效控制,因此我们不得不更加重视哮喘的预防,以期降低其患病率。任何疾病的发生都是一个损害健康的危险因素、使机体发生由小到大的病理变化,最后出现临床症状的过程,所以 2002 年的全球哮喘防治创仪(GINA)方案根据这一过程将哮喘的预防策略制订分为三级预防。哮喘是一种可以预防的疾病,对于哮喘的预防可以分为三级。一级预防指通过消除诱发哮喘的各种因素,从而避免哮喘的发作,许多措施主要是集中在围生期进行干预的。但由于医学水平和社会经济等原因,目前实施一级预防难以普及。二级预防是指在哮喘无症状或症状轻微时给予及早诊断和缓解期治疗,通过主动控制气道炎症反应来预防哮喘发作和病情的进展。三级预防是指哮喘在已经确诊的情况下,采取避免变应原和非特异性刺激物的预防措施,而在防止发作时应采取积极控制气道的炎症和症状,防止病情恶化和避免发展成肺气肿、肺心病。下面详细介绍哮喘的三级预防的具体内容。

（1）一级预防（病因预防）：一级预防是指在接触哮喘诱发因素或哮喘发生之前就采取的预防措施，防止易感个体发生哮喘，预防的重点人群是围生儿和婴幼儿。策略涉及室内外和工作场所的环境、吸烟、出生体重、感染及营养与饮食等方面。减少与室内变应原的接触，特别是与室内尘螨的接触，是将来最有前途的预防措施之一。避免被动吸烟，特别是对婴儿极为有益。另外，任何年龄的人都应尽量避免与汽车排放污染物相接触。

（2）二级预防：是指在哮喘的临床前期早发现、早诊断、早治疗，即接触过敏原后、哮喘发作之前进行的预防措施。例如，患有婴儿湿疹的婴幼儿多属于过敏体质，发展为哮喘的可能性比较大，对这些婴儿可应用 H_1 受体拮抗药等药物，预防未来哮喘的发作。二级预防可以明显地降低哮喘的发生率、减轻病情的严重程度。

（3）三级预防：是指在已经确诊哮喘后进行的积极治疗，以及尽量避免接触变应原的预防性措施，以防止哮喘症状恶化。目前三级预防受到医疗机构及病人本人的普遍重视。哮喘常见的诱发因素很多，如各种食物、花粉、尘螨、刺激性气体、烟雾、药物、呼吸道感染、冷空气、运动及精神因素等，有的哮喘病人可能只对其中的一种因素敏感，也有部分病人对其中的多种因素敏感，因此很难做到完全避免。

2.预防哮喘比较理想的方法有哪些

预防哮喘，实际上有两种含义，即预防哮喘的形成与预防哮喘的复发，因为哮喘的形成即其发病原理涉及许多方面,所以要预防哮喘,必须综合考虑下列各点,并尽可能合理解决。

(1)遗传因素:关于遗传因素,我们应该充分重视遗传咨询门诊,若婚姻双方都是过敏体质,应该建议其慎重处理,尤其为近亲者更不宜作为配偶。

(2)妊娠期的食物、药物及感染因素:孕妇的饮食、药物及感染因素等亦应重视,不宜单一固定地食用某些食物,尤其有过敏性疾病的孕妇,更应少食有可能引起过敏的异性蛋白类食物,牛奶的饮用也不宜过多,最好煮沸10分钟后再饮用。

(3)生育时间的选择:空气中过敏性物质与哮喘的发生有密切关系,此点目前已得到公认。因此,当妊娠期周围环境中过敏性物质(如花粉)较多时,生下来的孩子比较容易患呼吸道过敏性疾病。

(4)特殊检查:某些必要的免疫学、过敏原检查等。

(5)预防接种及预防感染:按常规接种疫苗,积极控制感染因素。

(6)婴幼儿的喂养:6个月以内应母乳喂养,3个月以内的婴儿不宜服用蛋类,满6个月以后才开始逐渐给予蛋类。在哺乳期内若母亲有病或其他原因不能哺乳者,可用豆乳、羊乳代替。属于过敏体质的母亲,要警惕过敏性物质通过乳汁引起婴儿过敏。

(7)哮喘的前驱症状:应注意婴幼儿哮喘的前驱症状,如婴儿湿疹、咳嗽、过敏性鼻炎等。婴儿湿疹大多在出生后1~2个月开始,持续至16~18个月,以后减退,在2岁左右可逐渐消失，极少数可一直持续至成年。婴儿湿疹可与哮喘同时存在，或在湿疹自愈或缓解之后再发生哮喘或其他呼吸道过敏性疾病。因此，婴儿湿疹与哮喘之间，尤其是与外源性哮喘之间有非常密切的关系。对于此类儿童，注意防止感染、合理喂养、增强体质尤其重要。

（8）防止接触过敏原：尽量消除和避开已知的过敏原，同时可对某些过敏引起的哮喘进行脱敏治疗。

（9）保护性治疗：生活规律，避免过度劳累，预防呼吸道感染，消除慢性病灶，增强抵抗力。

（10）防止病毒性呼吸道感染：婴幼儿哮喘初次诱发95％以上由呼吸道病毒感染引起，故防治病毒性呼吸道感染是防治小儿哮喘发作很重要的措施。

（11）预防宣教：加强对患儿及其家属的自我管理和教育，正确对待疾病及其防治问题。

（12）中药治疗：给予免疫调节药或中药扶正固本治疗，提高机体免疫功能。

以上是预防哮喘必要的综合性措施。总之，哮喘的形成是复杂的，还有许多问题有待研究，但详细的了解哮喘发生的规律，对预防和减轻哮喘都有积极的意义。

3.有哮喘的孕妇需注意哪些问题

（1）注意饮食：孕妇会对食物过敏，致敏食物经消化吸收后，通过胎盘进入胎儿血液循环，影响胎儿的某些结构（如肺和支气管）而导致过敏，故有过敏性疾病或过敏体质的孕妇应少吃有致敏性的异性蛋白类食物，如鲜海鱼、蟹、蛋和牛奶等。减少刺激性食物的食用。

（2）努力避免接触各种可能诱发哮喘的因素：如减少室内尘螨，避免接触动物羽毛、皮屑、花粉、真菌等，避免被动吸烟，忌用可能诱发哮喘的药物。

（3）注意血压：据报告，孕期哮喘发作与孕期高血压显著相关，而妊娠高血压是孕妇死亡的重要原因。

（4）劳逸结合：避免过于剧烈的活动，加强锻炼，提高自身抵抗力，预防感染与感冒，保持室内空气流通。

（5）避免缺氧：缺氧者及时给氧治疗。

（6）药物治疗：一般认为，常规剂量的气雾剂（β_2 受体激动药和激素类）吸入是安全的；大多数抗组胺药可常规使用；治疗剂量范围内的氨茶碱对胎儿无严重影响。哮喘孕妇最关心的莫过于哮喘药物的致畸作用，事实上导致胎儿畸形的关键时期是在妊娠第 8～12 周，之后用药一般不会引起胎儿严重畸形，但有可能影响胎儿组织器官的功能。孕期哮喘病人还应避免使用如四环素、链霉素、卡那霉素、阿米卡星、庆大霉素、环丙沙星、诺氟沙星和磺胺类药物，并不宜使用未经灭活的病毒疫苗，一些免疫疗法亦不适用于孕期哮喘病人。

（7）细心观察病情：对哮喘孕妇和胎儿都需要用适当的检查方法以观察病情的变化。对胎儿要定期监测，除观察胎心和胎动外，必要时还要进行电子胎心监测。

4.临近哮喘发作要注意哪些问题

哮喘轻度发作时，病人除有鼻眼发痒、打喷嚏、咳嗽等预兆,或稍有哮鸣音外,多无明显呼吸道梗阻症状,活动如常。此时嘱病人休息,消除足以引起呼吸道反应性持续增高的内外因素,如避免吸入各种刺激性气体、保暖防感冒、避免恐惧心理、选择有速效的 β_2 受体激动药雾化吸入如沙丁胺酸或喘乐宁气雾剂,亦可口服一些平喘药物如沙丁胺酸、喘定、特布他林、氨茶碱等。

5.生活中需注意哪些常见的过敏因素

(1)吸入性致敏物

①屋内尘土是最常见的吸入致敏原,主要由腐败的物质、被褥、衣服、破旧家具的脱屑、动物的皮屑、昆虫的残屑、细菌、真菌、尘螨等多种成分组成。

②植物花粉是空气中主要的吸入性致敏原,致敏性花粉多属风媒花粉。

③人们经常接触的动物,如羊、马、兔、狗、猫等的皮屑、毛;鸡、鸭、鹅的羽毛及由羽毛制作的生物用品及玩具。

④蚕丝、棉絮、木棉、薄绒等填充物,长期使用后崩解成细尘,吸入后可致敏。

⑤昆虫的肢体残屑、鳞毛、粪便、蜕皮、虫卵及昆虫散发出的气味,均可成为吸入性致敏物。

(2)食入性致敏物:食入某些异性蛋白食物,如海鲜、鱼虾、牛奶、蛋类等可引起哮喘发作,甚至荞麦、香蕉和芹菜等高变应原性的普通水果和蔬菜之类食品对有些过敏体质者也可诱发哮喘。

(3)感染因素:具有变应性过敏体质者,感染往往是触发哮喘的重要因素。病毒性呼吸道感染更易引起哮喘。局部病灶如鼻窦炎、扁桃体炎可成为慢性哮喘频繁发作的原因。

（4）运动因素：运动可诱发哮喘。多数发生于有症状的哮喘病人。

（5）药物性因素：某些药物是引起哮喘的直接原因，也常常是在原有哮喘的基础上诱发哮喘或使哮喘发作加剧的原因。易引起哮喘发作的药物有阿司匹林及其他解热镇痛药，抗生素（青霉素、先锋霉素），生物制品（血清、疫苗）等。

（6）神经与精神因素：喜、怒、哀、乐、焦虑等精神因素可激发或加重哮喘症状。

（7）其他非特异性诱发因素：非抗原性物质如冷空气、烟雾、烟油、煤气、蚊香、油漆、敌敌畏等物理及化学性刺激因素，可诱发咳嗽与哮喘发作；妇女月经期间有时可诱发哮喘发作；出入温差明显的空调房间亦可诱发哮喘。

6.怎样做好居室防尘

由于室内灰尘中含有大量有机蛋白类物质，如人体皮屑、尘螨及分泌物、真菌及真菌孢子等，这些物质大多是属于过敏性物质，哮喘病人接触后很快会出现鼻痒、喷嚏、鼻涕，随之出现胸闷和咳嗽等过敏症状，从而诱发哮喘的发作，故做好居室防尘是至关重要的，我们应该从哪几方面着手做好室内防尘、除尘工作呢？

（1）居住环境：要避免潮湿、阴暗，减少尘螨、真菌的滋生；另一方面，居住环境最好无空气污染，这样可以减少不必要的刺激因素。

（2）室内布置：室内家具应简单洁净，表面易于清扫。避免用厚呢绒制成的沙发、软椅、窗帘和床垫。室内勿悬挂镜框、壁毯及其他装饰物品。地面最好采用水泥或实木地板，以便擦洗，勿使用地毯。室内避免种植花草，勿使用各种杀虫剂。室内勿吸烟，避免樟脑、化妆品等刺激性气味。

（3）卧具的安排与保洁：被褥应采用新棉花，每隔 1～3 年应更换 1 次，不用羽绒被和丝绵被，不用动物皮毛制成的被褥。为了避免枕芯积尘和生螨，可以采用不透气材料如塑料包裹新枕芯，外用三层布料包裹，每隔 10 天左右烫洗外裹的布料。床罩、被罩应用较致密的棉布制成，每 10 天左右用 55℃以上热水烫洗 1 次，100℃水温更佳。卧具应经常暴晒和拍打。

（4）室内不能养各种宠物：因宠物的皮毛、分泌物及排泄物有可能诱发哮喘发作。

（5）室内注意通风：每天至少通风 2 次，每次根据季节通风 10～30 分钟。室内应定期清除尘土，且最好由病人家属处理。一般每 1～2 日 1 次，大清扫每月 1 次。

7.什么样的环境才适合哮喘病人居住

由于支气管哮喘是一种过敏性疾病，日常生活和生活环境中的许多物质如室内尘土、虫螨、花粉、真菌、动物毛屑、羽毛、昆虫、烟草等都可以作为变应原诱发哮喘，所以清除或是避免接触周围环境中的致敏物质，去除哮喘的诱发因素，对于保护病人、减少发作显得尤为重要。对于环境中的致敏因素,哮喘病人要注意以下几点。

(1)清洁居室:清除室内的尘土及螨类,保持卧室及睡床的清洁。尤其是冬天和夏天,由于暖气和空调的大量使用,开窗通风的时间大大减少,同时由于室内的条件适合有害微生物的生长繁殖,就造成了室内各种变应原的浓度较高,更应该经常打扫卫生。

(2)尽量减少与化学品的接触:人们在生活及工作中与各种化学产品打交道的机会越来越多。吸入和直接接触化学品的机会也就不可避免地多了起来,如发胶、染料、杀虫剂、甲醛、聚氯乙烯、乙二胺等。这些物质对于大多数人来讲,一时的危害并不明显,但对于部分哮喘病人来说,接触特定的化学成分后就可立即诱发哮喘。由于大多数病人同时对多种变应原致敏,所以每次接触不同的化学产品都有发生哮喘的危险。避免这种情况出现最有效的办法就是尽量减少与化学品接触的机会。

(3)远离动物皮毛及羽绒制品:动物皮毛及羽毛属于异体蛋白,可作为变应原引起部分病人的变态反应,诱发哮喘。所以,哮喘病人在生活中应尽量远离毛皮及羽绒制品。

(4)避免吸入花粉:哮喘病人中有相当一部分人对花粉过敏,所以春暖花开的季节也同时是哮喘的高发季节。所以,哮喘病人在欣赏花卉的同时还要学会保护自己,可采取保持一定距离或戴口罩等办法。

(5)远离真菌污染:真菌在生长过程中会向周围放散出大量孢子,这些孢子可以悬浮在空气中。当哮喘病人吸入这些含有真菌孢子的空气时,这些孢子可以作为变应原诱发哮喘。所以,病人居室尽量选择干燥向阳的朝向,同时尽量远离阴暗潮湿、有利于真菌生长的环境。

8.哮喘病人穿衣要注意什么

支气管哮喘病人日常的穿衣事项也是要注意的,因为支气管哮喘病人对于很多材质都过敏,所以病人要注意穿衣服的事项,要选择无刺激性的材质,还要注意在寒冷的季节添加衣物,下面就请专家为大家介绍支气管哮喘病人要注意的穿衣事项。

(1)要避免穿着可引起过敏的衣物:例如,有些病人穿着化纤材料衣服或羊毛衫、羽绒服等动物皮毛及羽毛材料制成的服装后即可诱发哮喘,而一旦脱下症状就会明显缓解。有些病人因穿着化纤材料的贴身内衣引起荨麻疹,发展到喉头水肿,诱发哮喘。一般来说,哮喘病人的内衣以纯棉织品为宜,要求柔软光滑,更容易透气和排汗,应避免穿化纤材料或腈纶、尼龙材质的衣服。外衣不应选择有毛料感的长纤维服装或含有动物毛皮的服装。

(2)要特别注意保暖:病人在寒冷的季节要穿足够的衣服,病人的气管是不能受寒的,哮喘病人的呼吸道抵抗力较弱,易患感冒,加重病情。所以,每年冷暖交替的季节也同样是哮喘的高发季节。在秋冬季节要特别注意颈部、背部及足部的保暖。但同时也要注意保暖措施不能过度,有时过热也会使内热较盛的病人发作或是出汗后受凉而诱发哮喘。

9.为什么哮喘的病情与情绪密切相关

哮喘病人因病情迁延、反复发作或反复住院可存在心理问题,绝大多数哮喘病人既存在着全身的和气道的免疫学异常及病理生理学改变,也有精神和心理方面的变化。在临床工作中经常可以遇到因情绪激动、生气、忧郁等而引起的哮喘发作,因此哮喘病人的情绪稳定在哮喘的防治中具有重要意义。

(1)哮喘病人应保持稳定的情绪,避免不利的精神刺激。哮喘病人要保持愉快的情绪,避免沉重的精神负担和各种紧张不安等不良的心理状态,可抑制哮喘的发作,对哮喘病人有利。但过分的激动和狂欢则应予以克制,以免诱发哮喘的发作。

(2)坚持锻炼,有些哮喘病人坚持做"静功""香功"等养生功,有利于哮喘的康复。

(3)当哮喘病人感到有胸闷等感觉时,应立即静坐,除去杂念,使精神放松,同时喷吸几下气雾剂可避免哮喘发作。

(4)小儿哮喘应避免惊吓、哭闹、躁动等,尤其是躁动,不仅因精神因素,运动也常诱发哮喘。

(5)家属及同事等要给病人以充分的理解、关心和鼓励,帮助他们树立战胜疾病的信心,摆脱悲观等不良情绪。

10.哮喘病人饮食应注意哪些事项

早在100多年前人们就已经认识到在敏感的个体中,某些食物可以激发哮喘这一事实,但到目前为止这一点仍然被一些医生和病人所忽视。食物过敏所引起的哮喘发作，不仅可以引起严重症状，而且有一定的死亡率。但是，由于常规的皮肤过敏试验经常呈阴性结果，症状需要几小时甚至几天后慢慢才呈现出来，这是食物诱发哮喘容易被医生和病人所忽视的重要原因。

许多食物如鱼虾（海鱼）、芝麻、贝壳类、坚果类（腰果、花生等）、奶制品甚至小麦制品等，可作为过敏原引起哮喘发作。对此，在明确过敏原后，可以通过饮食调控来尽量避免进食相应的食品或高度可疑为过敏原的食品，这是预防哮喘的最简单、最有效的方法。此外，有些食物因其性味之偏盛对不同的病人有所宜忌，如哮喘病人常有痰浊内伏之病机，不宜食用猪肉、鱼肉或肥甘油腻之品，因其可助湿生痰，此时可多进食萝卜、丝瓜、薏苡仁、柑橘、银杏等化痰利湿之品；对素体有内热或痰热的病人，不宜吃辣椒、花椒、芥末、茴香等辛辣刺激性食品，因其性温化热，可进食绿豆、油菜、苦瓜、柚子等清热之物。

哮喘病人饮食宜温热、清淡、松软，可少食多餐。除了忌食肯定会引起过敏或哮喘的食物以外，应避免对其他食物忌口，以免失去应有的营养平衡。在哮喘发作时，还应少吃胀气或难消化的食物，如豆类、红薯等，以避免腹胀压迫胸腔而加重呼吸困难。一般来说，哮喘病人忌吃（或少吃）的食物有：鸡蛋黄、公鸡、猪肥肉、羊肉、狗肉、海鱼、蛤类、蟹、虾，木瓜、韭菜、金针菜、笋（或笋干）、花生、咸菜、辣椒、胡椒，糖精、香精、色素、巧克力，雪糕、汽水、酒、咖啡、浓茶等。

11.怎样预防哮喘猝死

哮喘猝死是哮喘病人最险恶的并发症,据报道其发生率为哮喘病人的 1% 左右,是影响哮喘预后的重要并发症之一。某些哮喘病人可在数分钟至数小时内因突发的、严重的、进展迅速的哮喘发作导致呼吸心跳骤停。由于病情进展快,病人往往得不到及时有效的救治,加上哮喘病人猝死发生之前通常无足以引起医生和病人注意的特异性症状。猝死大多数发生在院外,故抢救成功率较低,所以应该对哮喘发作采取积极的预防和治疗,避免药物过量和不当引起的心肺功能衰竭和恶化,应对并发症进行有效的控制,因为严重的并发症是哮喘不易缓解造成危急状态的关键因素。预防哮喘猝死要注意以下几方面。

(1)远离诱发因素,防止哮喘复发,避免合并感染。

(2)与医生密切配合,严格执行近期及远期治疗方案。

(3)合理用药,千万不要自行减药或停药,不要听信传言,随便服用"家传秘方"。

(4)哮喘急性发作时应及时就医,以免延误抢救时机。一旦哮喘严重发作,应速送医院。并在送医院之前就自行服用糖皮质激素。但应控制 β_2 受体激动药和茶碱类药物的用量,以避免过量中毒。

(5)加强对高危病人的医疗监督、随访和管理。尤其是对既往有哮喘严重发作史、慢性呼吸衰竭或严重心肺疾病者,更应提高警惕。

(6)对常规平喘治疗效果不佳,伴发心律失常、奇脉或更严重的心肌供血不足者,应及时寻找原因,加强支气管扩张治疗和纠正水电解质、酸碱失衡的综合治疗。及时发现气胸等并发症并采取相应措施。

哮喘病人一旦出现呼吸和(或)心跳骤停,应在第一现场就地进行心肺复苏,争分夺秒地抢救。及时有效的胸外心脏按压和维持气道通畅是治疗的关键,解除可能存在的诱发猝死的不利因素。

早期识别有猝死危险的哮喘病人,加强监护,使其在先兆期就能得到及时有效的治疗,是减少猝死降低哮喘死亡率的关键。

12.怎样护理哮喘患儿

由于孩子的自理能力差,而且不能清楚的表达哪里不舒服,因此家长朋友了解以下相关的护理常识是十分重要的。

(1)合理安排患儿的生活环境:避免诱发因素,包括避免吸入、食入变应原,避免暴露于非特异性刺激物中等。患儿家长应尽量做到以下几点:除尘,控制温度、湿度,避免刺激性气体如香烟、煤烟、蚊香、汽油、化妆品、农药所散发的气味等。

(2)饮食护理:牛奶、鸡蛋、海鲜等可诱发某些儿童哮喘发作,若怀疑为某些食物过敏,可通过饮食、日记或到医院检查确定,然后根据具体情况禁食这种食物或进行脱敏治疗。但因儿童处于生长发育阶段对各种营养物质需求量大,故不应过分强调忌口,以免引起营养失调。若患儿对一种食品过敏,则可用其他类似食品代替(如豆浆代替牛奶)。另外,尚要注意食物不要过甜、过咸、过冷、过腻。哮喘发作期应进流质或半流质饮食并忌过饱,以免因膈肌上移影响呼吸。荸荠、白萝卜、胡桃肉、红枣、芡实、莲子、山药等具有健脾化痰,益肾养肺之功效,对防止哮喘发作有一定作用。

(3)衣着护理:尽量选用棉织衣物,避免过分保暖,避免吸入过冷、过干、过湿的空气,在温差变化大的季节应特别注意。另外,可酌情对患儿进行合理的、循序渐进的耐寒锻炼,以增强其对寒冷的适应能力。哮喘患儿的内衣应以纯棉织品为宜,且要面料光滑、柔软平整,衣服不宜过紧。避免穿羊毛内衣、鸭绒背心、动物毛皮衣物及腈纶、涤纶等易引起过敏的化学纤维衣料;哮喘患儿的衣被、床上用品也应少用丝棉及羽绒制品。窗帘、枕套、被套、床单等需勤换洗,最好使用55℃以上的热水洗涤。

(4)运动护理:发作期应避免运动。缓解期则应进行适当的体格锻炼,以增强体质、改善肺功能、防止胸廓畸形。此期间要加强户外活动,活动量由小到大,使患儿能和其他孩子一起上体育课和参加集体活动。但应避免竞争性强和体力消耗大的运动项目,如踢足球、短跑等。对运动性哮喘的患儿则应在运动前常规吸入 β_2 受体激动药等药品。

(5)避免呼吸道感染和能引起哮喘发作的药物:应尽量避免患儿呼吸道感染,特别是病毒感染,积极治疗龋齿、鼻窦炎等慢性感染灶;避免给药物性过敏患儿使用相关药物(如阿司匹林诱发的哮喘则应避免使用阿司匹林等相关小儿退热药物)。

（6）心理护理：儿童哮喘严重影响儿童的正常生活,同时也影响着他们的心理健康。同时,心理因素也可以引起患儿哮喘复发,进而形成恶性循环。患儿由于心智发育不全,较之成年人更加容易出现沮丧、焦虑、自卑、易怒、睡眠障碍、自闭等,严重影响正常生活。因此,应注重观察患儿的表现,分析其心境,对患儿进行心理干预。

13.哮喘病人怎样调整自己的生活习惯

支气管哮喘是一种慢性发作性疾病,养成良好的生活习惯对减少发作,提高病人生活质量有重要意义。

（1）有些哮喘病人的发作是在食用了某些食物后出现的,所以应尽量避免食用此类食物。平时的饮食,对腥咸海鲜、生冷油腻、辛辣刺激的食物要慎重,特别在服用中药期间,忌食上述食物,而应多食新鲜蔬菜、水果等含维生素较多的食物。

（2）在哮喘发作期间,病人应多注意休息并多饮水。

（3）在寒冷季节及天气骤然变冷的时候,要注意保暖以防御冷空气的刺激而诱发哮喘。

（4）哮喘病人要特别注意调节自己的精神,做到中医所说的"恬淡虚无,精神内守",以防七情内伤引起脏腑不和,诱发哮喘。

（5）哮喘病人不必禁止房事,但要注意房事得当,不可过劳,以免耗气伤精,不利于恢复。

（6）在缓解期要注意积极治疗,如"冬病夏治"。

（7）哮喘病人应戒烟,已有吸烟习惯的应及早戒除,同时应避免被动吸烟。

(8)哮喘病人应戒酒,酒精可作为非特异性刺激物刺激咽喉部并引起自主神经紊乱,导致支气管痉挛,诱发哮喘。

14.吸烟和饮酒对哮喘病人有什么危害

(1)吸烟的危害:吸烟对支气管哮喘的危害:哮喘的治疗过程中需要注意的问题是非常多的,比如,在没有患支气管哮喘之前病人可能有吸烟的习惯,但是发病之后是不可以吸烟的。通过大量的临床实践和医学研究表明,吸烟对支气管哮喘病人的危害主要表现在以下几个方面。

①烟中的焦油可引起支气管黏膜上皮的增生和变异,进而氢氰酸会损害支气管黏膜上皮细胞及其纤毛,致使支气管黏膜分泌黏液增多,导致气道阻力增加,使肺的净化功能和纤毛活动减弱,以至于最后会反射性地引起支气管痉挛。

②吸烟可诱发哮喘,香烟为非特异性刺激物,所以哮喘病人不应吸烟。已吸烟的病人为了自己的健康必须戒烟,也不宜在烟雾弥漫的环境中工作和学习。

③吸烟诱发哮喘,主要决定于烟中所含的焦油、尼古丁和氢氰酸等多种有害成分。尼古丁等可作用于自主神经,可刺激迷走神经而引起支气管痉挛。

对于不吸烟或已戒烟的病人,远离烟雾环境也是十分必要的,因为被动吸烟也同样会因吸入烟雾而诱发或加重哮喘。妇女在妊娠及哺乳期间吸烟都将增加婴儿患哮喘的机会。

总之,哮喘病人不应该吸烟,已有吸烟习惯的应尽早戒除,同时应避免被动吸烟。

(2)饮酒的危害:饮酒是可以对哮喘病人造成不良后果的另一种不良生活习惯。哮喘病人应戒酒,酒精可作为非特异性刺激物刺激咽喉部并引起自主神经紊乱,导致支气管痉挛,诱发哮喘。同时,根据统计还有的哮喘病人对酒精过敏,这些人即使饮入极少量的酒精也可能引起哮喘的发作。一些有治疗作用的药酒是特殊情况,应根据个人的具体情况,如体质、服用后的反应等因素来决定是否可以饮用。

15.哮喘发作期饮食的注意事项有哪些

(1)哮喘发作期,特别是持续时间较长者,宜食用流质或半流质食品。同时还要注意多饮水,以利于痰液稀释排出及补充失去的水分。

(2)饮食要注意清淡,应多吃新鲜水果、蔬菜,新鲜的蔬菜如萝卜、刀豆、丝瓜等,水果或干果可选梨、橘子、枇杷、核桃等,亦可吃少量蜂蜜、麦芽糖等。

(3)由于哮喘病人在发病时体力消耗非常大,所以发作期的饮食中要注意补充足够的碳水化合物以保证热能供应,对于蛋白质则选择生理价值较高的动物蛋白,如瘦肉、淡水鱼、家禽肉等。

(4)忌食滋腻厚味煎炸之品,避免过甜、过咸,绝对避免冷食,以防刺激呼吸道,对哮喘控制不利。

(5)不宜进食刺激性食物,如辣椒、大蒜、洋葱、薄荷等。

(6)不宜饮刺激性饮料,如浓茶、酒、咖啡、可口可乐等。

（7）体质过敏者或有家族史者忌食可引起本人过敏，诱发哮喘的食品；少食海产品，尤其是冰箱存放的海产品，如虾、螃蟹、鲑鱼、黄鱼、带鱼等；少吃肥腻的动物内脏等食物。

（8）饮食宜少食多餐，不可过饱。晚餐不宜过迟，进食至3小时后方可睡觉，以免引起哮喘的发作。

16.哮喘缓解期饮食的注意事项有哪些

（1）缓解期的饮食，应富含优质蛋白质、维生素及碳水化合物，以增强体质和抗病能力，并保证热能的供给。

（2）饮食宜清淡，不可过甜、过咸、过冷、过热、过于油腻，忌食辛辣食品。宜多吃新鲜蔬菜和水果。为防蔬菜性味偏凉，可在烹调时加入适量生姜，以起到中和作用。

（3）大多数哮喘病人，尤其是成年哮喘病人，除明确可以诱发哮喘发作的食物外，不必过分强调忌食，以免造成营养失衡，但应严格控制已知能引起哮喘的过敏性食物，尽量少吃或不吃发物。

（4）年龄越小的儿童越容易对食物过敏，随着年龄的增长，对食物的过敏也会逐渐减轻。因此，即便已确定哮喘患儿对某些食物过敏，也不应完全禁食，可以通过有计划少量逐渐地接触这些食品，使机体产生耐受性，达到"脱敏"的目的。由于机体对牛奶产生耐受性较慢，因此禁食时间应长一些。

（5）尽量不吃冰箱存放过的鱼、虾、螃蟹等水产品，新鲜水产品也应加长烹调时间。

（6）许多食物添加剂，如亚硝酸盐及加入橘汁和汽水里的酒黄石等,可能诱发哮喘发作,一定要慎用。

17.哮喘病人应慎重选择的食物有哪些

避免接触过敏原,是对哮喘病人要反复强调的问题,一些哮喘病人食用了某些食物后可引起喘息症状,如果本人不予以重视就会加重病情,如果能够充分重视,就会防止或减轻哮喘的发作。对具体的病人来讲,所能引起哮喘的食物可以不同,同样一种食物可能初次食用并无反应,再次食用就能诱发哮喘。当病人经过多次体验,确实对某种食物过敏时就应当避免食用。

对婴幼患儿,更应重视因食物引起哮喘的可能。目前证实:蛋类、牛奶、海鱼、虾蟹等均可引起哮喘,食用时应加以注意。不过,随着年龄的增长,儿童对各种食物的耐受力会逐渐增强,由食物所导致的哮喘发作也将随之减少。老年病人应注意少吃易于生痰的食物,如鸡蛋、肥肉、花生等油腻不宜消化的食物。

如果中医对病人的哮喘已辨清寒热属性,则要少吃相同属性的食物。若为热哮,则少吃热性食物,如羊肉、狗肉、鹅肉、韭菜、姜、桂圆、辣椒等。若为寒哮,则少吃寒性食物,如荸荠、梨等。

在哮喘发作时还应少吃胀气或难以消化的食物,如豆类、芋艿、红薯等,以避免腹胀压迫胸腔而加重呼吸困难。

所谓"忌吃食物",也是一个群体的相对概念,是指在食物未经过专门调制的情况下,有一部分哮喘病人食用后会发生不良反应。常见的这类食物有:面食、牛奶、鸡蛋、公鸡肉、猪肥肉、羊肉、狗肉、各种海鲜、河蟹、河虾、番茄、地瓜、南瓜、土豆、木瓜、韭菜、金针菜、笋、笋干、花生、咸菜、荔枝干、桂圆肉、菠菜、大蒜、辣椒、胡椒、八角、茴香、糖精、香精、色素、咖啡、巧克力、雪糕、汽水、可乐、雪碧、烟、酒、浓茶等。

要注意,以上"忌吃食物"只是相对的,并不是每个哮喘病人在食用之后都会发生不良反应,要根据个人的具体情况选择食品,除了已确定与诱发哮喘有关的食物之外,不要有太多忌口,以免失去应有的营养平衡,造成营养不良。

18.哮喘病人应怎样进行体育锻炼

(1)不同运动项目有不同的效应,相应的个体反应也不同,应综合个人体质、性别、年龄等方面因素科学选择。例如,对已经出现心肺功能不全的病人要严格限制运动量,而对于青壮年病情较轻的病人则要适当加大运动量。

(2)在锻炼过程中要循序渐进,使体力负荷逐渐增加,练习动作不宜过于复杂,要求平稳、不费力。如在练习时出现气急、胸闷等表现,不要紧张,可休息片刻之后继续练习,但要适当减少运动量。

(3)体育锻炼适宜于哮喘的缓解期进行,而哮喘发作期,尤其是哮喘持续状态时病人会出现严重的缺氧,甚至发生二氧化碳潴留及呼吸性酸中毒,此时病人宜卧床静养,不宜参加体育锻炼。

(4)哮喘病人进行体育运动应选择周围环境较好,空气污染和噪声干扰要尽量少的地方。例如,早晨的公园、绿化带及疗养院等。运动时要保持心情舒畅,开朗乐观,摒弃杂念才能收到理想的效果。

（5）哮喘病人要达到早日康复、减少发病的目的就必须持之以恒地锻炼。有些人刚参加运动不久，就由于收效不显著或是枯燥无味而半途而废，其实只要坚持锻炼一段时间，有了一定的效果，尝到一定的甜头之后，便可以增强信心，继续坚持下去。

19. 适宜哮喘病人的锻炼项目有哪些

哮喘病人在缓解期，通过适宜的体育锻炼可以增强病人的心肺功能，加速身体的新陈代谢，增强机体抗病能力和对气候改变的适应性。因此，哮喘病人在缓解期应根据自己的病情和身体状况，选择以下运动项目进行锻炼。

（1）耐力运动：如游泳、散步、慢跑、体操、登楼、爬山、太极拳、羽毛球、气功等，运动量以本人心率为准，一般应保持在本人最高心率的 60%～70% 为度；大多数哮喘病人在没有发病的时候都能承受一些中等强度的运动，如排球、板球和摔跤等。游泳，虽然属于较高强度的运动，但还是属于大部分哮喘病人可承受的范围，因为它通常处于一个温和且潮湿的环境中。此外，游泳还是能很好地保持体形的项目。

其他一些适合哮喘病人的运动还包括：室内自行车、室外自行车、有氧健身操、散步和慢跑。

（2）耐寒锻炼：从夏季开始，有计划地接触冷空气或冷水，如少穿衣服、用冷水洗脸、冷水浴、游泳、每天坚持晨跑、日光浴等室外活动等，循序渐进，逐渐向秋冬过度，耐寒锻炼以不诱发哮喘为度。

（3)腹式呼吸锻炼:腹式呼吸锻炼可以改变呼吸类型,改善缺氧状态。具体方法是:端坐位,双手放在大腿上,放松上身肌肉,先收腹经口缩唇吸气,后凸腹经鼻腔呼气,呼吸要慢而深,吸气借助呼气后腹式的反弹力量,不必过度用力,如此反复进行,每日3～5分钟。

20.耐寒锻炼适合哮喘病人吗

耐寒锻炼是哮喘病人最重要的锻炼方式之一。现代研究证实,环境温度变化是诱发哮喘急性发作的重要因素之一,吸入干冷空气可以导致气道高反应性而诱发哮喘。哮喘病人呼吸道抵抗力通常比正常人弱,在秋冬季天气变冷后,加上寒冷的刺激极易感冒,使病情加重。许多病人冬季病情加重甚至从温暖的室内到温度较低的室外也可诱发哮喘,这种情况与哮喘病人的气道高反应性和气道对寒冷的耐受力较差有关。耐寒锻炼的目的就是通过对寒冷的逐渐接触,提高病人的耐寒阈值,从而增强哮喘病人对温度、气候变化的适应性,增强机体的抗寒能力。

由于温差波动的幅度过大可以成为造成哮喘急性发作或加重病情的重要诱因,所以耐寒锻炼应在哮喘缓解期进行。病人可以从温暖季节开始逐步做一些耐寒锻炼,有计划、有步骤地逐渐接触冷空气或冷水,耐寒锻炼一定要循序渐进,避免过度寒冷的刺激而诱发哮喘。通过一段时间的耐寒锻炼可以提高哮喘病人气道对寒冷的刺激阈值,对秋冬季节发作的哮喘病人有一定的帮助。耐寒锻炼主要包括以下几个方面内容。

(1)冷水冲浴:哮喘病人应从夏季开始坚持每日用冷水洗手、洗脸和揉搓鼻子,在天气较好的时候用冷水擦身或洗冷水澡,让身体逐渐适应后可经常洗冷水澡可以有效地增强机体对寒冷环境的耐受能力,减少感冒的发生,避免诱发哮喘的因素。这种较直接的耐寒锻炼效果较好,但需要病人具有坚强的意志和治愈哮喘的信心,持之以恒才能取得较好效果。

(2)坚持少穿衣服:这是耐寒锻炼中常用而简便的方法,而且卓有成效。在着装方面要注意春捂秋冻,应该从夏秋季交接之际开始坚持少穿衣服,增加机体对寒冷的耐受能力。此外,坚持在冬季每天睡觉前脱掉内衣换睡衣也是一种简单的耐寒锻炼。

(3)游泳:是一种集耐寒锻炼、耐力锻炼和呼吸调整锻炼于一体的体育项目,既可增强机体对寒冷刺激的耐受能力,又能通过运动增强身体素质。在学习游泳的同时还可学会用口呼吸的方式,这可以帮助哮喘病人延长呼气动作,加深呼吸运动的幅度,促进肺内残气的呼出,从而改善肺通气功能。将游泳作为一种耐寒锻炼,哮喘病人可以从夏季的室外游泳逐渐过渡到冬季的室内游泳,身体素质好的哮喘病人还可以进行冬泳训练。

(4)日光浴:可以与游泳配合进行,特别是在沿海地区,是非常好的耐寒锻炼方法。应从夏季开始做起,每天一次,循序渐进,坚持至秋天,可以增强机体对外界气候的适应能力,日光浴应注意气候的变化,时间也要适度,以免诱发哮喘。

(5)加强室外活动:哮喘病人还可以积极进行户外活动,户外运动可以提高哮喘病人的肺部功能,呼吸道反复接触冷空气可以增强气道抵抗外界刺激的能力。但哮喘病人应注意运动量大小,过量的运动可能诱发哮喘发作,加重心肺负担,增加机体耗氧量。哮喘病人在运动时应量力而行,出现任何不适时就应立即停止运动。

耐寒锻炼是长期的,并非一朝一夕就能见效,为了强化已取得的耐寒锻炼成果,必须每日坚持进行,根据自身情况循序渐进,不要操之过急,只要持之以恒,一定会增强机体抵抗寒冷的能力,减少哮喘发作。

21.哮喘病人为什么要做呼吸训练

哮喘发作时通常呈呼气性呼吸困难,这是由于肺泡不能充分呼出气体所造成的。在哮喘缓解期进行有利于呼气的腹式呼吸等的调整呼吸锻炼,可以帮助病人改善这种呼气性呼吸困难。同时由于哮喘病人常常有着不同程度的肺通气功能障碍,经常习惯于胸部运动为主的呼吸形式,机体为了维持血氧饱和度,呼吸肌必须加倍的工作,久之可以导致呼吸肌的过度疲劳甚至衰竭,不能有效地收缩来维持正常的呼吸运动。腹式呼吸锻炼则可以加强膈肌、腹肌、肋间肌和胸部肌肉的活动,改善其收缩功能,减轻呼吸肌的疲劳。腹式呼吸可以在病情发作时依靠膈肌的收缩力量帮助肺内的残气从肺内挤出,一旦病人学会腹式呼吸后,在哮喘发作时,可以借助腹肌和膈肌的力量进行腹式深呼吸以改善病人的呼气性呼吸困难,使肺通气量增加,改善缺氧状态。虽然呼吸运动主要靠自主神经调节,但是也可以由病人自己调整呼吸的频率和深度,借此达到锻炼的目的。

22.呼吸训练的内容都有哪些

呼吸训练形式虽有多种,但其主要目的是减少每分钟的呼吸次数,防止气道塌陷和加强呼吸肌的锻炼。最常用的方法是锻炼腹式呼吸,进行腹式呼吸练习的主要目的是改变哮喘病人的不良呼吸习惯,将以上胸活动为主,着重吸气的浅而慢的呼吸,转变以下胸活动为主,着重呼气的深而缓的呼吸,逐步养成腹式呼吸的习惯。有意识地强制腹肌延长呼吸时间,即呼气时腹肌收缩,使腹壁下陷,抬高横膈;吸气时最大限度地隆起腹壁使横膈下沉,扩大胸腔,所以称"吸鼓呼瘪",这样可以增加呼吸深度,减慢呼吸速率,改善肺泡通气,降低氧的消耗量。练习腹式呼吸时,整个练习过程要自然轻松,不要故意屏气。应注意先呼后吸,呼时轻轻收腹,经口呼气,口唇收缩如吹笛状。使气体自口唇小缝缓缓吹出。也可于呼气时发一母音如"啊……""呜……"等,其作用是使声门缩小,气管内保持较高气压,以避免细小的支气管进一步变狭窄。吸气利用胸腹部呼气末的反弹力量,经鼻吸入,要避免用力。呼气的时间要比吸气长 1~2倍,即吸与呼的比例为 1:2 或 1:3,吸气走 1 步,呼气走2~3 步。若在练习过程中出现胸闷、气短、头晕、目眩等不良反应,应暂时停止练习。这种情况多是由于精神过于紧张或是动作不协调所致,通常休息片刻就能缓解。建议每日练习 3~5 分钟,每日可进行数次并逐渐养成习惯,哮喘发作时也可尽量按照平时的练习进行腹式呼吸,但不要勉强,以免造成缺氧。

其他的呼吸训练有以下几种。

(1)揉搓颈部:解开衣领,先将两手掌搓热,然后两手掌在颈部摩擦,直到颈部发热为止,每日2次,可改善胸部肌肉及肺部的血液循环。

(2)两手摸墙:面对墙,两手举起向最高处摸墙,摸后放下,反复摸20~30次,能使呼吸肌得到锻炼。

(3)胸膝运动:跪在床上,弯腰、前臂屈曲贴在床上,使胸部尽量向下压床,然后抬起胸来向后压,如此反复抬起压下20~30次,有利于病人向外排痰,适合于痰多的病人进行锻炼。

(4)起落呼吸操:全身放松,两脚分开同肩宽,两臂微曲,手指自然分开,经前下方举过头,同时吸气,继而两腿下蹲,同时两臂由上沿头前方落到身体侧面,成自然下垂姿势,适应后可在蹲立过程中加左右转体动作,每日可做10~20次,以感到不累为原则。

23.哮喘发作时哪些情况下必须去医院就诊

当哮喘加重时,在家中自我治疗的能力是有限度的。专家提醒,当病人出现以下情况时,以立即到医院急诊就诊:

(1)呼吸、行走、说话困难。

(2)呼吸时颈部和肋间肌凹陷,鼻翼翕动。

(3)指甲或趾甲的甲床和口唇发绀。

(4)应用药物无法控制支气管哮喘的加重。支气管扩张药吸入 10～20 分钟或口服 30 分钟至 1 小时仍不能缓解，或疗效持续很短时间又复发者。

（5）每次治疗后呼气峰流速值直线下降或下降到预计值或最佳值的 50%。

24.防治哮喘的过程中易出现哪些误区

误区 1　哮喘不发作就不治疗。

从 2013 年发布的"全国哮喘患病及相关危险因素"的调查结果分析，很多病人哮喘一发作就往医院跑，感觉症状稳定了就逐渐减少用药甚至擅自停止用药，往往造成病情的反复。

专家观点：这是一个很普遍的误区，稳定期的维持治疗是哮喘病人疾病长期管理的重点内容，可以明显减少病人哮喘急性发作次数，从而降低入院治疗费用及总体治疗费用，并且保护肺功能，有助于改善病人及其家庭的生活质量。

误区 2　拒绝激素治疗。

不少病人听说需长期吸入激素来治疗，担心对身体造成伤害，尤其是女性和儿童病人怕会发胖或影响发育。所以，在哮喘症状缓解后往往自行停药，有些病人甚至去选择未经正规批准的偏方，潜在危害很大。

专家观点：吸入激素是目前公认的有效且安全的哮喘治疗方法。吸入疗法为局部用药、剂量小、直接作用于靶器官、起效快、全身不良反应少，无痛无创，适合包括儿童在内的哮喘人群的防治。现有的研究表明，儿童病人使用吸入性糖皮质激素是安全的。吸入激素治疗所需的激素剂量只相当于口服剂量的 1/20～1/10，长期吸入激素治疗一般不会造成全身性的不良反应。

误区 3　治疗期间不检查肺功能。

病人常根据自身的某些症状及用药次数来判断哮喘的病情。每个人对某一个症状的轻重判断都会有差异，所以需要能客观反映哮喘疾病程度的指标。

专家观点：肺功能对于哮喘的诊断与评估很有价值，其指标为医生诊断和治疗提供重要参考。去年，我国发布的"全国哮喘患病及相关危险因素"调查结论显示，我国有近 2 000 万哮喘病人。大多数病人开始发病的年龄在 5 岁之前，小儿病人中 3 岁前发病的比例占 50%。如不能得到积极防治，儿童哮喘中 1/3～1/2 的人可迁延至成年。

25.家长怎样面对哮喘发作的患儿

患有哮喘的儿童如果因各种原因在家中突然哮喘发作时，应做如下处理。

（1）家长必须镇静，给孩子以安全感。

（2）让患儿半卧位或坐位。

（3）注意室内通风，避免室尘、烟雾和异味刺激。

（4）选择舒张药类的气雾剂或粉雾剂，如喘乐宁、特布他林（喘康速）喷雾剂 1～2 揿，或万托林 1～2 揿，5～10 分钟即可见效。如发作较为严重，20～30 分钟后可重复吸入。

（5）禁用激素类气雾剂（如普米克、必可酮等）缓解症状，避免对呼吸道的刺激。

（6）口服氨茶碱、特布他林等舒张药，多在 20～30 分钟后起效。

（7）如果症状缓解应安静休息。

（8）及时监护和记录发作情况，如有条件，应在每次治疗后用峰流速仪测定峰流速值的变化。

（9）如果通过以上方法症状不能缓解或治疗后患儿峰流速值低于正常基线的50％以下，应及时去医院就诊。

对于发作非常严重（如咳喘加重，出现呼吸困难、三凹征、口唇和指甲青灰、行走及说话困难等）的患儿在用上述药物的同时立即去医院就诊，以免延误了抢救治疗时机。

26.心理因素在哮喘发作中起什么作用

心理因素作为独立因素引起哮喘发作者较少，往往是参与诱发或加重哮喘发作。在有心理因素参与诱发的哮喘病人，心理因素对哮喘的发生、发展、治疗和预防有重要影响。

心理因素作为哮喘诱因或促进因素可引起哮喘发作，但首次发作以心理因素为诱因者较少，多在后续发作中逐渐起作用。引起哮喘发作的心理因素以焦虑、愤怒、抑郁、恐惧等负面情绪为主，正面情绪很少诱发。Miller 等研究发现，负面情绪可引起胆碱能介导使气道收缩，而正面情绪的自发性反应则倾向于解除气道收缩。

在心理因素成为发作诱因或促发因素的病人中，女性、经济状况差、病程长、年龄大的病人，较男性、经济状况好、病程短、年轻病人更易因心理因素诱发哮喘。因为女性病人就业机会相对较少，社会活动范围小，对心理刺激反应敏感,容易出现心理障碍。经济状况差的病人由于经济困难,为生计忧愁,医疗负担承受力低,易产生自责和自卑等心理,出现负面情绪,可诱发或加重病情。病程长、年龄大的病人担负社会及家庭双重责任,置身激烈竞争的社会,又须赡老养幼,患病后对能否继续胜任家庭及社会角色顾虑重重,心理负担加重,从而因情绪诱发或加重哮喘。不良情绪可促进或加重哮喘的发作,而哮喘的发作又可促使病人发生不良情绪,二者互为因果,形成恶性循环。

27.对哮喘病人进行防病知识教育重要吗

哮喘是一种需要长期治疗的慢性气道炎性疾病,单纯依靠医院和医生难以有效控制病情,任何一种治疗措施都需要取得病人的配合。值得引起注意的是,由于受到过去传统治疗原则的影响,目前许多病人对治疗哮喘的态度仍有"临时抱佛脚"的态度,仅在哮喘发作时才想起治疗,而在哮喘缓解期不用任何药物。这样做的后果是:病情反复发作,久而久之发展成肺气肿、肺心病、呼吸衰竭,或是由于忽视了缓解期治疗或未认识到病情的严重性而导致严重发作,甚至死亡。由于缓解期的长期用药主要是在医生的指导下依靠病人自觉地、主动地应用,因此除应向病人讲明缓解期治疗的重要性外,还应让病人掌握用药的时间频率、用药技术等问题。此外,还应让病人了解哮喘急性发作的先兆用药时机及何时求医。在英国和威尔士近年的一项哮喘死亡原因调查中证实,在每年死于哮喘的 1 000 余病人当中,有相当一部分是可以避免的,其原因有以下几个方面:

①临床医生对哮喘发作的严重性估计不足或缺乏认识。②患者对自己病情估计和认识不足导致治疗不足。③病人滥用药物导致剂量过大。④病人不能正确掌握用药技术。

上述几方面因素中,后三项是完全可以通过对哮喘病人的教育而解决的,因此尽快地对哮喘病人进行哮喘病基本知识和预防技术的教育,使病人尽快地建立起一套完整的自我管理体系(包括自我评价、自我预防、自我治疗)是非常重要的。

28.预防支气管哮喘复发的有效措施有哪些

(1)脱离过敏原:尽量找出过敏原,避免与之接触,是预防哮喘复发的重要措施。如已知服用某些药物和食物可诱发哮喘,以后就不能再服食。

如果过敏原为感染或肠道寄生虫病,则应防治感染和寄生虫病。有些过敏原如尘土、尘螨,虽难以避免,但应尽量减少吸入,如床上用品要经常洗晒,室内经常保持清洁、通风,对花粉过敏者,可将与过敏有关的花木移开,在开花季节尽量避免接触。

(2)适当锻炼:在缓解期应当参加适当的体育活动,如气功、太极拳、散步、跑步、游泳、医疗体操、呼吸训练等。如能长期坚持,循序渐进,可以增强体质,减少发病。

(3)稳定情绪:稳定好精神情绪,对哮喘有一定预防作用。因此,病人要增强战胜疾病的信心,消除紧张心理,避免不良精神刺激。参加文体活动可调整紧张情绪,对哮喘也有良好的作用。

(4)脱敏治疗:脱敏治疗是一种特异性免疫治疗,适用于过敏性(外源性)哮喘。其原理是用小剂量过敏原多次注射,使人体内产生阻断抗体 IgG,同时减少特异性 IgG 的产生和巩固肥大细胞或嗜碱性细胞细胞膜。

(5)菌苗的应用:哮喘菌苗主要用于每次均因呼吸道细菌或病毒感染而诱发的内源性哮喘病人。这是一种非特异性免疫疗法,能提高巨噬细胞的吞噬功能和增加人体的抗病能力。

常用三联(甲型链球菌、白色葡萄球菌和奈瑟球菌)菌苗。通常用药后 2 个月才起效,对季节发病者应于发病季节前 2 个月开始,每周皮下注射 1～2 次,初次剂量为 0.1 毫克,以后每次递增 0.1～0.2 毫克,直到 1 毫克为维持量,15～20 次为 1 个疗程。对经常发作者,可常年应用。

(6)色甘酸钠的应用:色甘酸钠是预防哮喘发作的有效药物,可增加肥大细胞细胞膜的稳定性,减少肥大细胞的脱颗粒。可用于预防外源性、内源性及运动性哮喘的发作,一般对外源性效果较好。

(7)酮替芬的应用:为防治Ⅰ型变态反应的新药,作用强于色甘酸钠,主治外源性、运动性及由阿司匹林等引起的哮喘。

(8)二丙酸倍氯米松气雾剂:二丙酸倍氯米松气雾剂是一种强效激素,具有较强的局部抗炎作用,除可能引起真菌感染外,几乎无不良反应。

29.哮喘儿童可以加强体育锻炼吗

哮喘是一种慢性反复发作性疾病。平时大多数哮喘患儿在没有发作时,能同其他健康儿童一样生活、学习。在感冒、接触花粉、情绪激动、不恰当的运动,以及服用特殊药物时,如服阿司匹林后可诱发不同程度的喘息、发憋,甚至呼吸困难而影响活动。就运动而言,不恰当的运动的确会诱发哮喘,因而使部分患儿及其家长对运动产生恐惧心理,要求免修体育课。这样做的结果无论是对孩子的体质,还是心理都是不利的。其实,哮喘患儿不宜停止体育活动。在缓解期,应鼓励他们进行适当的体育锻炼,尽量让哮喘患儿像正常儿童一样生活,这样可以增强药物治疗的效果,延长缓解期,增强体质,改善肺功能。那么对哮喘儿童来说,什么是适当的锻炼方式?

(1)在哮喘发作时要停止体育锻炼,以免病情加重。而应积极治疗,尽快控制症状。

(2)缓解期可以从事各种形式的锻炼,游泳(图8)是一项全身运动,能增加胸肌、腹肌的力量,增加肺活量,改善肺功能,同时又使皮肤与冷水相接触,既增加皮肤对寒冷刺激的适应能力,又不会因改变气道内环境而诱发哮喘,因而被认为是最适宜的运动形式。长、短跑时由于气道内温、湿度的降低,往往引起气道内渗透压和 pH 值的改变,促使气道反应性增高常会诱发哮喘。我们提倡最好在运动前 15~20分钟吸入舒张药加以预防。运动强度要循序渐进,量力而行,这样可大大降低症状出现的可能性。

(3)运动后最好用热水洗澡,并充分擦干,保持毛孔正常状态。

(4)如对花粉过敏,在郊外活动时,应避免去草原或丛林,可去河湖等地呼吸新鲜空气。

接受锻炼让哮喘儿童和健康孩子一样呼吸。

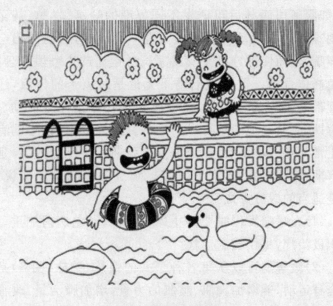

图8 游泳示意图

30.哮喘儿童适合做哪些运动

虽然运动可能诱发哮喘发作,但适量的体育锻炼可以增强孩子的免疫力,有效预防哮喘。下面具体介绍哮喘患儿适合做的运动。

哮喘患儿因情绪紧张,长期不活动,对疾病抵抗能力差,反而易引起哮喘发作,因而在缓解期应鼓励患儿适当参加运动,如散步、慢跑、做体操、骑自行车慢行和游泳等。不同的运动及运动持续的时间对哮喘的影响有所不同。运动越剧烈,诱发哮喘的概率也相应增多。剧烈的跑步、爬山、球类等活动引起运动性哮喘的概率相对较多;游泳、骑自行车、划船等运动引起哮喘的概率较小;轻微的运动如散步、体操等引起的概率更少。一次运动持续时间越长,诱发哮喘的概率越多;一般来说,剧烈运动5～10分钟后才可能引发运动性哮喘,短于5分钟,很少引起哮喘发作。

这里需要特别介绍的是一种对哮喘患儿十分有益的锻炼项目——游泳。游泳是增强呼吸功能的最佳运动。由于水的密度比空气大数百倍,因此在水中运动时胸腔受到的压力很大,特别是吸气时要克服水的压力才能进行,这无疑是呼吸肌的"负重练习",因此游泳可使呼吸肌变得强而有力,增加胸廓的活动度,大大增加肺活量。游泳时身体成水平姿势前进,体内的血液循环不受重力的影响,再加上水流对体表血管起着压打拍击的按摩作用,有利于静脉回流,因而血液循环加快。所以,长期游泳的人心肌发达,心脏收缩也有力。

此外,由于游泳是在水中进行,人的体温和水温、气温之间都存在着差别,甚至在气温和水温相同时,人的感觉也不一样。例如,当水温20℃时,人在水中会感到寒冷,而在同样温度的空气中却感到温暖;水温在30℃时,人在水中会感到凉爽舒适,而在同样温度的空气中则感到有些热了,因此经常进行游泳活动,能够提高人体的体温调节功能,起到预防呼吸道疾病的作用。

总之,哮喘患儿经常参加适宜的体育锻炼,有利于促进血液循环及新陈代谢,改善呼吸功能,增加肌肉张力,提高机体对温度的适应能力,尤其对低温的适应能力,改善身体素质和提高机体的抗病能力,减少哮喘发作。同时可因长期坚持适当的运动而使交感神经兴奋,对抗由于运动而释放的活性化学介质,从而达到运动后不发生哮喘的目的。

31.哮喘急性发作时家庭治疗的注意事项有哪些

对于哮喘病人来说,家庭往往是哮喘急性发作的主要地点,因此也是治疗哮喘发作的第一场所。由于哮喘具有发作快,并可危及生命的特点,在发作早期对病情进行正确地自我评估并采取有效的自我治疗,可抓住有利时机从而获得理想疗效和改善预后,因此所有的哮喘病人及其家属均应掌握有关哮喘的自我评估、自我治疗的知识,并掌握需要急诊的指征,以免延误重度哮喘的抢救时机。

轻、中度哮喘急性发作宜在家中进行治疗,重度的哮喘发作应立即去医院急诊处理。所以,对发作的严重程度进行及时而正确的自我判断是非常重要的。

(1)轻度哮喘:发作时病人仅在步行、上楼或活动量增加时感气短,休息后通常可以好转,可平卧,讲话能连续成句,呼吸频率轻度增加。双肺听诊时可闻及散在的哮鸣音。

(2)中度哮喘:稍事活动即感气短,喜坐位,讲话时语句常有中断,呼吸频率增加,双肺可闻及响亮、弥漫的哮鸣音。

(3)重度哮喘:休息时即喘息,喘息导致单字讲话方式,往往呈前弓位,精神焦虑烦躁,大汗淋漓,呼吸和脉率分别达 30 次/分和 120 次/分以上。

32.母乳喂养有预防哮喘的效果吗

婴儿用母乳还是用牛奶喂养,与儿童哮喘等过敏性疾病发生率的高低有一定的关系。许多研究者指出,在婴儿出生6个月以内以母乳喂养为主或单纯母乳喂养者,婴儿哮喘的发生率比牛奶喂养儿显著减少。国外有人研究认为,孕妇或母乳喂养婴儿的母亲不宜饮用牛奶,以免胎儿或对有特应性体质的婴儿致敏。一些调查认为,婴儿对牛奶过敏的发生率为 0.3% ～7.5%。因此,预防牛奶过敏,对婴儿是非常重要的。

母乳尤其是初乳中含有丰富的 IgA,特别是分泌型 IgA,它可不受胃酸和消化酶的破坏,沉积于消化道、呼吸道黏膜表面,加强黏膜的屏障功能,中和外来抗原物质,阻止抗原物质通过黏膜进入机体,避免发生致敏反应。同时母乳中还含有大量的巨噬细胞、抗呼吸道感染的抗体,能使引起呼吸道疾病的病毒失去活力。另一方面,婴儿肠黏膜通透性较高,消化酶合成和分泌不足,对牛奶中大分子蛋白质未能充分分解消化即被吸收而成为过敏原。因此,应尽可能在婴儿生后6个月内以母乳喂养。

33.哮喘病人在生活中应注意什么

(1)哮喘病人首先要做好长期治疗的思想准备(用药至少3个月),才能彻底治愈。

(2)注意饮食的营养,多进补,增强体质是消除哮喘的首要条件。

（3）寒凉性食品,如虾、蟹、鱼肝油及异性蛋白之食物要禁食二三年,且须绝对遵守。

（4）易引起哮喘发作的萝卜(胡萝卜除外)及绿豆、香蕉、西瓜等应少吃,最好不吃。

（5）穿着以圆领衣为宜,以护卫前胸,衣服湿凉应及时换下。

（6）饮食应清淡,这对治疗有利。

（7）对引起病人过敏的食物及气味,应尽量避免接触。

（8）勿疲劳过度,不做剧烈活动。

（9）禁止纵欲。

（10）保持心平气和,勿精神紧张,避免过度生气、忧虑和兴奋。

（11）背部前胸不要受凉,天寒或气候变化不定时,用热水袋温暖前胸后背,可减少哮喘发作。

34.哮喘病人冬季锻炼注意事项有哪些

对于许多人来说,在寒冷的冬天锻炼是一件艰难的事情。对于患有哮喘的人,他们所面对的不只是温度的问题,当他们慢跑、滑雪或滑冰时,寒冷的空气会使他们发病。

曾经有一位医生说,"病情得到控制的病人是可以进行运动锻炼的。哮喘的发作主要是因为呼吸道的肌肉发生痉挛和收缩而阻碍了空气进入肺内。因此,这些病人应在出门前吸入一些可以使呼吸道肌肉放松的药物"。

由于寒冷干燥的空气会激发呼吸道肌肉痉挛,因此医生们建议哮喘病人最好选择游泳这项运动。

医师建议,那些患有哮喘的人在出去之前应喝一些温水,多穿件衣服。最好是穿能够防风和防雨的衣服,这样可以帮助保暖。还应该戴一条围巾护住嘴和鼻子,可以使他们吸入温暖的空气。如果吸入了寒冷和干燥的空气对他们是很不好的,而且当哮喘发作时应尽量避免外出。

患有哮喘的病人如果想进行体育锻炼,应该先向他们的医生咨询并进行一些体格检查。如果天气太冷了,在室内或其他的地方进行一些散步的运动也是一个很好的选择。

35.哮喘病人的生活护理有哪些

支气管哮喘是从儿童到老年人、无论男女都可得的一种可危及生命的疾病。新调查显示,目前世界上有 1.5 亿人被诊断患有哮喘。在过去的 10 年中,病例已增加 3 倍以上,每年有 10 万人死于这种疾病。我国哮喘病人约有 2 500 万,哮喘已成为我国第二大呼吸道疾病。其中,儿童和老年人的发病率分别为 2%～3% 和 1%。因此,做好支气管哮喘病人的护理,对提高支气管哮喘病人生活质量,延长病人的生命有着非常重要的意义。

(1)饮食指导:支气管哮喘病人的饮食应进清淡流质食物,特别是在哮喘发作期,水分的需要量增加,要注意补充,以免水分不足,痰液黏稠不易咳出,阻塞呼吸道而加重哮喘。哮喘病人的忌食要根据个人的特点而定。婴幼儿应对异性蛋白加以警惕,老年人应该少吃容易产生痰液的食物,如鸡蛋、肥肉、花生和油腻不容易消化的食物。除了忌食肯定会引起过敏或哮喘的食物外,应避免对其他食物忌口,以

251

免失去应有的营养平衡。应少吃胀气或难消化的食物,如豆类、芋艿、红薯等,避免腹胀压迫胸腔而加重呼吸困难。

中医对发作的哮喘分为寒喘或热喘,若为热喘,在饮食上不能吃热性食物,如羊肉、鹅肉、韭菜、姜、桂圆、辣椒等辛辣物,可多食偏凉的食物,如马兰头、芹菜、生梨、荸荠等。菠菜、毛笋等应少吃。

同样一种食物初次食用后无影响,但再次食用时也可能引起哮喘。如果病人经多次体验确实对某种食物过敏,就应尽量避免食用。麦类、蛋、牛奶、肉、番茄、巧克力、鲜海鱼、虾、蟹等都可能引起哮喘,食用时应加以注意。

(2)居住环境:支气管哮喘病人居住的房间要经常开窗,保持空气流通、干燥。因室内尘土中有一种肉眼看不见的小虫,名叫"螨",它是引起某些哮喘的元凶。这种小虫在潮湿天气里可大量滋生,当把室内湿度降到50%以内时,它就不能大量滋生了。平时应把家中不便洗涤的物体经常拿到阳光下或院子里晾晒,将螨晒死。屋内摆设要尽量简化,以减少积尘,消除螨滋生之地。室内勿铺地毯,用吸尘器和湿布打扫室内,以免尘土飞扬。室内不要吸烟,不要养猫、狗、鸟等动物;不要养花,因有的花粉可致敏,诱发哮喘发作。床单、被褥、衣物要勤于更换、清洗,尽量把过敏原清洗除去。不用丝织品和毛皮做卧具。室内不可摆放皮毛做的玩具。

(3)哮喘病人的内衣:以纯棉织品为适宜,要求光滑、柔软和平整。应避免穿化学纤维或染有深色染料的衣服及皮毛衣服。衣服不宜过紧,衣领更应注意宽松。夏秋季节穿的贴身衬衫及长裤一般不宜选择有毛料的中长纤维等,这种"毛茸茸"的感觉,对有些哮喘病人也可能是一种诱发因素。

(4)心理指导:支气管哮喘病人精神紧张,心理压力增大,情绪的剧烈波动都可以成为发作的诱因。因此,支气管哮喘病人要保持心情舒畅,正确对待自己的疾病,正确对待生活中的挫折和不愉快,以免加重病情。

(5)耐寒锻炼:其目的是使人体能适应寒冷刺激。哮喘病人进行此项锻炼应当从夏季就开始,用冷水洗手、洗脸和揉搓鼻部。身体状况允许时,夏天还可用冷水擦身。这些逐步适应寒冷的锻炼活动,只有坚持进行才能收到显著的效果。

耐寒锻炼不管采用哪种方式方法,都必须量力而行,循序渐进,持之以恒。过量的运动只能更加重心肺负担,增加耗氧,引起疲劳,降低抵抗力,反而容易发生感冒,诱发哮喘。

量力而行,即每次活动后心率略有增加,休息15分钟后即可恢复正常,这样有利于病人的健康及疾病的康复。从夏练到冬,从冬练到夏,天气好时在户外慢跑、做广播操或打太极拳等,天气不好时在户内冷水擦身,从天暖之日起,持之以恒,常年不辍,可以帮助病人增加耐寒能力,少患感冒,哮喘少发作。

36.哮喘防治知识的教育有何意义

近年来,许多学者开始重视哮喘病人的教育,并取得了较好的社会和经济效益。通过教育可使病人理解哮喘是一种需要长期治疗的慢性疾病,即使症状消失仍需坚持治疗;让病人掌握哮喘恶化时应采取的自救措施;了解急性发作和控制炎症所使用药物的基本特点;掌握防治哮喘的基本技能(如峰流速仪的用法、气雾剂或粉雾器的吸入方法、储物罐的使用操作);学会记哮喘日记,以了解气象饮食日常活动等对哮喘发病的影响,从中找出规律性作为预防和干预哮喘发病的依据。通过教育,还可以使病人对有些药物治疗存在的不良反应有所了解,从而可以及时发现而减少痛苦和危险。目前,我国在病人教育方面做了大量工作,但由于人力物力所限与西方国家相比还有很大差距,所以作为治疗哮喘的医生,应抓住每一次接触病人的机会对其进行教育。但医生往往难以在诊室或病房花费很长时间对某一个病人做细致的教育工作,因此需要依靠社会力量,应用多种方法和渠道进行病人教育工作。例如,利用哮喘之家给病人举办学习班,在电视台举办哮喘病教育讲座,印刷哮喘病宣传手册,使用电脑和网络进行病人教育等。

在世界各国,许多哮喘之家成立后,病人热情参与是因为哮喘之家使他们感受到了"家"的温暖,这里的医生了解和体贴他们,可以回答他们的各种疑问,他们的痛苦得到了重视,他们的要求能够得到满足,他们能从其他病友的危难中汲取教训,从其他病友成功中获得经验,他们也可以把自己与哮喘做斗争的酸甜苦辣倾诉给医生和有类似遭遇的病友,从而在有效控制症状的同时,也得到了心理上的宣泄抚慰,促进了病人的身心健康。

尽管对哮喘病人进行教育很重要,但医务人员、病人和病人家属都必须认识到,病人和家属的自我治疗能力是有限度的。因为家庭不具备医院治疗哮喘的设备和技术,自我治疗不可能替代医院的作用。自我治疗要以医院和医生的治疗为基础,病人要定期到医院复诊,病情发展到一定程度要及时到医院就诊,这也是对病人教育的一个重要内容。

37.哮喘病人教育的目标和内容是什么

(1)教育的目标

①理解哮喘是一种需要长期治疗的慢性疾病。

②理解即使症状消失了仍需维持治疗。

③理解哮喘控制需要进行定期的客观评估,并教会评估方法如最大呼气峰流速仪的使用。

④认识到急性发作时将会出现什么症状、什么是疾病恶化的先兆。

⑤学会在哮喘恶化时应采取的自救措施,包括各种急救药物的种类、给药方法、吸入装置的用法。

⑥理解所使用的控制炎症、缓解症状和免疫治疗等药物的基本特点。

⑦认识到与口服或静脉糖皮质激素相比,吸入糖皮质激素都有哪些优点。

⑧让病人掌握预防和避免可诱发哮喘发作的变应原或刺激物的必要方法。

⑨有文化的病人还可以进一步了解药物的相互作用、安全性、有效性和不良反应,以及其他疾病对哮喘及其治疗的影响。

⑩其他还有获得饮食、体育锻炼、耐寒锻炼和心理疏导等方面的知识。

（2）教育的内容

①哮喘的基本知识。包括哮喘的定义和基础知识，简要的发病机制，临床症状、体征，自我评估方法，峰流速仪的使用方法等。

②哮喘的预防知识。让病人了解哮喘发作与外界因素密切相关，许多发作是可以预防的。要让病人知道预防比治疗更为迫切，预防是减轻哮喘症状、改善预后和减少药物治疗的重要措施。

③哮喘的治疗知识。要让病人理解虽然哮喘目前尚不能治愈，但通过正确的治疗可得到长期甚至终身缓解，因此治疗应是长期的。治疗知识包括治疗哮喘的各种药物的性质（是抗感染治疗还是对症治疗）和不良反应、自我处理的范畴、应就诊的时机等。

④哮喘病人心理教育。通过心理教育消除病人对哮喘的恐惧感、忧郁感和羞怯心理，克服自卑感和依赖感。使病人树立起治疗信心。

38.哮喘病人为什么要记哮喘日记

哮喘日记是患有哮喘的病人在平时生活中记载的与哮喘发病有关的记录。大家知道，哮喘是一种反复发作的疾病，而哮喘的诱发因素很多，因此作为一名哮喘病人，认真记好哮喘日记是一种积极进行自我管理的好方法，也是摸索发病规律、争取长期缓解的重要手段，同时也为医生提供了真实、可靠的第一手资料,有利于加强医患之间的合作,共同制订出适合病人实际情况的防治方案。那么,哮喘日记的主要内容应该包括哪些方面呢?

(1)气候因素:根据统计资料显示,哮喘的发作约有半数以上是集中在上半年的 4～5 月间,下半年的 9～10 月间。同时,在天气变化幅度大时,哮喘发病次数也增多。因此,气候因素可作为日记的一项基本内容,包括气温、气压、湿度等,若遇气候突变如寒潮来临等,可加以注明。

(2)饮食:一般来说,儿童尤其是婴幼儿容易对食物发生过敏,由此饮食内容应作为哮喘病儿日记中的重点之一。这样可通过系统的记录发现一些可诱发哮喘发作的食物在自己的孩子食用后并未引起发病,从而可避免因对食物摄入的过分限制而影响孩子对多种营养成分的吸收。

(3)运动与工作:不适当的运动可诱使部分病人哮喘发作,特别是一些患有哮喘的在校学生,在体育课的某些运动项目中(如长跑)容易发病,尤其是哮喘控制不理想的学生更要注意。至于工作内容的记录主要是为了发现某些职业性致敏物与哮喘发病的联系,以达到防患于未然的目的。

(4)最大呼气流速:病人通过监测自己每日最大呼气流速的变化,可以帮助病人在出现喘息或咳嗽症状前发现呼吸方面的问题,还可以帮助了解哮喘发作的严重程度。因此,哮喘病人原则上均应自备一台峰速仪,并每天定时测定自己的最大呼气流速,做好记录。

(5)药物名称与剂量:哮喘病人应该认真记录在哮喘缓解期使用抗炎药物(如必可酮、信可松)或色甘酸钠、酮替芬的情况,以及在发作期使用 β_2 受体激动药或茶碱类药物的剂量和效果。

此外,女性哮喘病人还要记录月经的情况,以观察病情是否在经前期或经期加重。

通过上述记录,就可以有机地把发病、药物、生活工作规律等联系起来,也较容易找出食物、环境、运动与发病的关系,将这本日记提供给医生参考时,医生也可正确地分析出治疗的结果,是治疗不足还是用药不当,从而为医生选择和调整药物提供依据。

39.尘螨过敏性哮喘的防治措施有哪些

尘螨过敏性哮喘的防治应采取综合措施,包括:①注意对螨和其他变应原的回避。②药物对症治疗。③特异性螨疫苗免疫治疗。④过敏性哮喘的健康教育。首要的是通过螨疫苗 SAV 免疫治疗,将 Th1/Th2 比例失衡调理到正常,因为螨变应原是外因,外因要通过内因即机体的免疫功能起作用的,故病因治疗应列为首位。然而,必须同时用药物对症治疗控制症状,才能达到标本兼治的目的。注意螨变应原回避,有利于哮喘症状的缓解。健康教育可动员病人及其家属积极参与防治,提高依从性。

40. 什么是尘螨过敏性哮喘的三级预防

对于消灭尘螨在儿童哮喘防治中的作用,国外已有的一些综述都认为不能肯定。前文提到我国哮喘病人螨疫苗SAV 免疫治疗疗效良好而未配合专门的防螨灭螨措施也是佐证。但作为哮喘防治综合措施之一的防螨和灭螨仍是不可缺少的。尘螨过敏性哮喘三级预防原则如下。

（1）一级预防：措施在致敏前，具体是产前预防。采用增进母体产生螨特异性 IgG 抗体策略，或用大剂量螨变应原暴露的策略以调控 Th1 极化；怀孕后期营养最佳化，以预防胎儿营养性损害和调控前列腺素 E2 的产生。产前避免吸烟，可降低哮喘发生机会，但对特应性可能无作用。

（2）二级预防：措施在阻断新生儿的致敏后病症发展。采用非特异性免疫刺激手段，或用乳酸杆菌、分枝杆菌疫苗，或用寡核苷酸 CpG 模体细菌或尘螨产品，或用饮食调控以促进已知良性免疫刺激细菌株在胃肠道生长。亦可用免疫预防法，将婴儿暴露在大剂量螨变应原中，如舌下口含，或鼻腔滴液，以促进 Th 细胞应答的调控反应。还可以考虑采用已在开发中的新一代 Th2 拮抗药。

（3）三级预防：措施在干预致敏后的特应性进程和第一次体征的发展。用抗组胺药物预防患特应性皮炎和变应原过敏的婴儿，或用螨变应原于有明显特应性家族史的婴儿。变应免疫治疗显示可有效地将 Th2 扭转到 Th1 应答，早期应用这种治疗方法可以阻止单源性敏感向多源性敏感发展，而且还可能阻止鼻炎发展成哮喘。

41.儿童哮喘的管理目标和教育方式是什么

（1）管理目标：①让哮喘患儿及其亲属对哮喘防治有一个正确、全面的认识和良好的依从性，坚持治疗，不轻信虚假广告，不中断治疗，严防乱投医。②使哮喘患儿及其亲属具有自我控制疾病的能力,预防各种触发因素,及早控制哮喘发作,减少发作次数,减轻发作程度,将哮喘急诊降低至最少。③使患儿肺功能维持或接近正常水平,提高患儿的生活质量,让其参加正常的活动、学习、游戏及体育活动,享受健康生活。④使药物不良反应发生率降至最低。⑤防止猝死发生。

(2)长期管理的内容:①以医院专科为基础,建立哮喘之家、哮喘俱乐部、哮喘联谊会等组织。②通过社区,纳入社区医疗慢性病管理范畴,定期监护。③建立哮喘病人档案及制定长期防治计划。④通过各种形式进行长期、定期随访。

哮喘的长期管理必须在加强哮喘教育基础上,让患儿及其亲属能主动与专科医师、护士合作,建立伙伴关系,定期接受指导和随访,树立专科医师、护士的信誉至关重要。

(3)教育方式:①医患(亲属)双方共同制定治疗方案,并可以进行个别咨询指导。②通过座谈、交流会、讲座、夏(冬)令营和联谊会等进行集中且系统的哮喘教育。③通过广播、电视、报刊、科普杂志、书籍等推广哮喘知识。④应用电子网络或多媒体技术传播哮喘防治知识。

哮喘的教育必须注意个体化,遵照循序渐进原则,多次强化,逐步深入。形式必须多样,尤其是对儿童病人必须丰富多彩,结合娱乐、竞赛、郊游等,讲究实效。对医师、护士的哮喘教育也不可忽视,特别是基层医务人员,通过各种途径提高他们对哮喘的认识水平来配合对哮喘患儿的日常教育和管理。

42.家庭中怎样运用推拿手法进行哮喘的"冬病夏治"

哮喘属于中医学"哮证"范畴,中医学认为,它的发生与肺、脾、肾三脏功能失调有关,其病理因素是"痰",古代医学家曾对哮喘的发病做出这样的概括:"哮即痰喘之久而常发者,因内有壅塞之气,外有非时之感,膈有胶固之痰,三者相合,闭拒气道,搏击有声,发为哮病。"当哮喘急性发作时应以平喘为主,而在平时要注意调理肺、脾、肾三脏,这就是中医"急则治其标,缓则治其本"的原则。由于夏天一般为哮喘的缓解期,因此抓紧这一有利时机在伏天进行"冬病夏治"、扶正固本,以预防秋冬季哮喘发作。下面介绍家庭内预防哮喘的穴位按摩法,它具有宣肺健脾、补肾纳气的作用。

(1)用中指指端轻轻按揉两乳头连线中点处的膻中穴,持续约2分钟,以感到酸胀为度,具有宽胸利气的作用。

(2)用中指指端轻轻按揉位于人体前胸正中线向外旁开八横指、平第一肋间隙处的中府穴,持续约2分钟,以感到酸胀为度,具有宣肺化痰的作用。

(3)以食指、中指两指指端轻轻按揉肚脐直下四横指处的关元穴,持续约3分钟,已感到酸胀为度,具有补益元气的作用。

(4)以拇指指端轻轻按揉项后平肩、脊柱骨隆起最高处的大椎穴,持续约2分钟,以感到酸胀为度,具有益气平喘的作用。

(5)以拇指指端分别按揉第三胸椎棘突下旁开1.5寸处

的两侧肺俞穴,持续约 2 分钟,以感到酸胀为度,具有调理肺气的作用。

(6)以拇指指端按揉第二腰椎棘突下的命门穴,持续约 2 分钟,以感到酸胀为度,具有温阳补肾的作用。

(7)以一手小鱼际(手掌小指侧)由上向下直线摩擦脊柱两侧旁开 1.5 寸处,以感到温热为度,具有壮体强身的作用。

(8)以一手拇指指端分别按揉双侧外膝眼四横指处的足三里穴,持续约 2 分钟,以感到酸胀为度,具有健脾助运的作用。

在施行本按摩法时,尚须注意以下几个方面:①本法中所讲到的穴位如果病人家属没有掌握准确定位的话,可以到医院请针灸或推拿科的医师具体指导,以确保获得良好的疗效。②本法每天操作一次,临睡前或早晨均可进行。③如果是哮喘患儿,由于其皮肤娇嫩,家长在施行本法中的第(7)项时,手法要柔和,避免擦伤皮肤。④在施行本法期间如遇病人感冒、发热则可暂停几次,待病情好转后再施行。

43.如何解除病人对哮喘发作的恐惧和忧郁心理

许多病人对哮喘急性发作往往十分恐惧,并因该病难以治愈和反复发作而对治疗丧失信心和产生忧郁心理,这种恐惧和忧郁心理常常可以导致哮喘发作,并可影响病人对治疗计划的实施。常见的恐惧和忧郁心理的产生主要与以下几个方面有关

（1）对哮喘猝死的恐惧：当哮喘发作时，病人常因胸闷和喘息而烦躁不安，尤其是重度发作时常有濒死感觉。作为医生应使病人充分了解到绝大多数哮喘发作导致的死亡与治疗不及时或治疗措施不当有关。如果病人在缓解期主动进行抗感染治疗可以避免或减少哮喘急性发作，万一哮喘发作，如果处理及时和措施得当，也可完全避免死亡。

（2）误认为心理和情绪因素是引起哮喘的原因：应让病人明白，虽然强烈的情绪变化可加重哮喘症状，但哮喘绝不是情绪和心理疾病。

（3）害怕哮喘发作而过度的限制自身活动：其实，哮喘病人在缓解期应该像正常人一样有充实的生活，并尽可能参加一些正常活动，包括体育锻炼和耐寒锻炼。

（4）因哮喘反复发作而产生忧郁：许多病人因为哮喘反复发作、难以治愈而产生忧郁情绪，甚至厌世感。

（5）对哮喘预后的担心：认为哮喘不可能治愈，而过分忧虑。

对于有严重恐惧和抑郁心理的哮喘病人，应单独给予心理方面的指导。现已确认抑郁心理是决定哮喘病人命运和预后的危险因素之一。许多有心理障碍的哮喘病人通过心理教育后能够参加社会服务、教育或心理顾问等职业，他们在解决哮喘病人的社会、心理和文化的问题中的现身说法可起到很大的作用。

44.支气管哮喘患儿能进行预防接种吗

预防接种是使人体产生特异性免疫的积极措施。小儿时期,由于机体抵抗力低下,容易患各种传染病,因此必须进行多种预防接种。由于支气管哮喘是一种过敏性疾病,而预防接种使用的疫苗多为蛋白质(系完全抗原),容易引起过敏反应,因此患儿家长对预防接种心存疑虑,唯恐用后诱发哮喘。

其实,除非正处在哮喘好发期或发作状态,哮喘儿童都可以进行正常的预防接种。近年来,临床上常用麻疹减毒疫苗、灭活卡介苗等防治哮喘,它的机制是刺激机体免疫功能,使淋巴细胞增殖,并可产生非特异性 IgG,从而提高患儿免疫功能。

但是,对于某些接种后反应较强烈的菌(疫)苗,接种时剂量可以考虑酌减。少数对鸡蛋清有过敏史的儿童,因为某些病毒性疫苗自鸡胚中制备,所以不宜接种。

45.哮喘病人需要掌握哪些自我评估病情的方法

学会自我评估是病人走向自我预防、自我治疗的必要步骤,是哮喘病人进行自我管理的重要组成部分,只有正确的评估自己病情的严重程度,才能正确地选择治疗药物。病人熟练掌握自我评估的技术与方法,对及时判断病情的严重程度是非常重要的。医生制定和修正治疗计划时也多依赖哮喘病人提供症状的严重性和呼气峰流速值的水平而进行的。研究表明,15%~25%的有严重肺功能损害的哮喘病人在临床上未得到应有的重视,这些病人有发展成肺心病、呼吸衰竭的潜在危险。采用每日记录卡片和使用峰流速值可为正确估计哮喘病人的严重程度提供较准确的指标。

(1)日记卡:日记卡的内容主要包括记录哮喘发作的症状、峰流速值、可疑诱因和使用的药物等。记录日记卡的目的是提供给医生作为判断哮喘的严重程度、治疗反应的客观指标。

日记卡中的症状轻重程度的判断主要依据以下标准:

①正常。无任何症状,不影响日常工作和体育锻炼,睡眠好。

②轻度症状。体力劳动或体育锻炼时有症状,休息时正常,一般对工作和睡眠没有影响。

③中度症状。休息时仍有症状,对日常生活、日常工作和睡眠均有影响。

④重度症状。休息时有严重症状,呼吸困难,说话有间断,口唇青紫,严重影响日常生活和睡眠,病人应及时就诊。

用药的记录包括药物的种类、频率及用药后的反应。记录有关哮喘发作的可疑因素对今后的预防可提供重要参考。

(2)峰流速值(最大呼气流量)的测定:峰流速值的家庭化监测为哮喘的家庭治疗提供了一个极为方便和敏感的监控手段。峰流速值可在家中借助微型峰流速仪测定,这会给病人的自我监测和医生的判断病情带来了很大的方便和益处。通过每日记录的峰流速值不仅有助于哮喘病人自我早期发现气道阻塞并确定是否需要急诊,还可为医生提供病情发展的动态监测,有助于医生进行病情严重程度的判断,为调整治疗方案具有重要指导意义。由于峰流速值可以在病人感觉到症状以前或医生用听诊器听到肺部哮鸣音之前就可发现气道变窄,因此使病人自己能在哮喘发作的早期阶段进行治疗,大大减少了哮喘严重发作的概率。通过峰流速值的家庭监测,使哮喘的家庭治疗有了一个病人自我判断病情的敏感而方便的监测方法,为病人自己用药提供了可靠的客观依据,也为病人能正确实施医生的治疗方案增强了信心。